本书获教育部人文社会科学研究规划基金项目“基于中医学和民族传统体育的应用型运动康复专业人才培养模式研究”（15YJA890003）的资助。

应用型人才培养理论在运动康复专业的实践

陈庆合 著

燕山大学出版社

2019 · 秦皇岛

图书在版编目（CIP）数据

应用型人才培养理论在运动康复专业的实践/陈庆合著. —秦皇岛：燕山大学出版社，2019.6

ISBN 978-7-81142-817-9

Ⅰ. ①应… Ⅱ. ①陈… Ⅲ. ①高等学校－康复训练－人才培养－研究 Ⅳ. ①R493

中国版本图书馆 CIP 数据核字（2019）第 110543 号

应用型人才培养理论在运动康复专业的实践

陈庆合 著

出 版 人： 陈 玉
责任编辑： 裴立超
封面设计： 朱玉慧
出版发行： 燕山大学出版社 YANSHAN UNIVERSITY PRESS
地 址： 河北省秦皇岛市河北大街西段 438 号
邮政编码： 066004
电 话： 0335-8387555
印 刷： 涿州市般润文化传播有限公司
经 销： 全国新华书店

开 本： 700mm×1000mm 1/16 **印 张：** 14.25 **字 数：** 232 千字
版 次： 2019 年 6 月第 1 版 **印 次：** 2019 年 6 月第 1 次印刷
书 号： ISBN 978-7-81142-817-9
定 价： 57.00 元

前　言

从20世纪90年代开始，随着信息化时代的到来，人们逐渐认识到能力比知识更重要。为此，世界各国都在探索旨在提高学生职业能力的教学模式，如北美的CBE模式、德国的“双元制”模式、英国的BTIC模式、法国的TAFI模式等，这些模式为提升劳动者的能力水平起到了巨大的推动作用。我国自20世纪90年代初开始引进发达国家的教育教学模式，经过近30年的探索，取得了显著成绩，并已初步形成了适合我国国情的一些教学模式。

从1995年，河北科技师范学院体育教育专业作为全面借鉴北美先进的CBE教学模式的试点专业开始，至今已24年，我们的试点取得了丰硕的成果。1997年《CBE教学模式的应用与研究》获河北省教学成果一等奖；2000年《应用CBE培养体育教育专业学生能力的研究》获河北省教学成果二等奖；2003年《学生职业能力形成与教学模式研究》获河北省教学成果一等奖；2005年《职业学校学生职业能力形成与教学模式研究》获全国教育科学研究成果二等奖；2014年《基于能力本位的职业院校教学系统化设计的研究》获河北省第二届教育科学研究成果二等奖。本书的理论研究是在总结多年研究成果的基础之上，通过在运动康复专业进一步的验证和完善而完成的。

进入21世纪，我国开始倡导开展应用型高等教育，但是由于历史的原因，应用型高等教育在我国尚属新事物，它区别于学术型高等教育，主要在于课程观、学习观、教学观、教材观和实训观等方面有较大差异。本研究从应用型高等教育的课程理论、学习理论、教学理论、教材理论、实训理论研究入手，对应用型高等教育的专业建设进行了较为深入的探讨，本研究从职业能力这一从业人员最为重要的能力入手，对职业能力的内涵、内部结构体系，以及职业能力形成过程中各因素的作用、内在规律进行了较为深入的研究。力图从“五观”

合一的高度构建以培养学生职业能力为核心的能力本位运动康复人才培养模式。在课题研究与教学实践中，我们综合运用了理论研究、行动研究等研究方法和手段，论述了下列关键问题：职业能力的内涵及其构成、影响职业能力形成的主要因素、从心理学角度对职业能力形成的一般过程进行了描述、专业设置与职业能力目标的确定、学生职业能力的考核评价体系与方法、职业能力形成过程中的教学环境的开发以及教学实施与管理和教学评价与改进等。

本研究项目是教育部人文社会科学研究项目（编号：15YJA890003），由陈庆合主持，参加本项目研究与实践的人员有：王海军、李曙刚、李海玉、尚宁宁、王剑锋、陈巍、许朋展等。

由于我们自身水平有限以及受时间、人力、财力等因素的制约，本课题的研究成果尚有不尽如人意之处，对一些重要问题，特别是理论研究还不够深入。如果这项成果能对当前我国应用型高等教育发展，以及运动康复专业人才的培养起到参考和促进作用，引起广大同人更多的关注并共同开展研究与实践，即达到我们抛砖引玉的宗旨。

在研究过程中，我们曾得到教育部职业技术教育中心研究所邓泽民教授的悉心指导，在此对邓泽民教授深表谢意！

陈庆合

2019 年 3 月于秦皇岛

目　录

第一章　应用型高等教育课程理论

从 1895 年英国教育家斯宾塞（H. Spencer）在其《什么知识最有价值》的论文中，提出课程（Curriculum）一词，到 1918 年美国学者博比特（F. Bobbitt）出版《课程》一书，奠定课程理论的基础，再到 1949 年美国教育家泰勒（R. W. Tyler）出版《课程与教学的基本原理》，成为现代课程理论的奠基石，到今天课程理论的丛林，课程理论已经走过了一个多世纪历程，出现了“科学的课程理论”“自然主义的课程理论”“激进的课程理论”“解释学的课程理论”和“审美的课程理论”，可谓流派繁多。在这些课程理论的基础上建立的课程开发基本模式，一般认为可归为两类：一是目标模式；二是过程模式。目标模式是以目标为课程开发的基础和核心，围绕课程目标的确定及其实现、评价而进行课程开发的模式。而过程模式重视的是过程，强调过程本身的教育价值，把课程开发建立在实际的教育环境基础上，尊重学生的个性特点，发展学生的主体性、创造性。显然，虽然还有待进一步发展和完善，但过程开发模式是符合时代潮流的一种取向。

第一节　课程目标的确定

一、课程目标确定的依据

课程的价值是学生、组织（用人单位）和社会对课程的满意程度。因此，一般认为应用型高等教育课程目标确定的依据主要有三个方面：学生发展的需要、职业发展的需要、社会发展的需要。而对于学生发展的需要、职业发展的需要、社会发展的需要的确定，要基于对学生、职业和社会的研究。

（一）对学生的研究

1.学生具备的素质分析

培养应用技术类人才的多为高等职业院校和普通高等本科院校，在这些高等院校接受应用技术教育的学生已经经历了小学、初中和高中阶段的学习，身心都有了一定的发展。从我国普通高中的培养目标看，高等职业院校或普通本科院校的学生在入学时已基本达到下面 4 个目标：

（1）初步树立了正确的政治方向，初步形成了正确的人生观、价值观、世界观；热爱祖国，有理想，有事业心和社会责任感；具有求新创新、艰苦奋斗、团结协作的精神和公平竞争、效率、效益、遵纪守法的观念；形成良好的道德情操和自我教育的能力。

（2）掌握了较宽广的文化、科学、技术的基础知识和基本技能，具有自觉的学习态度和独立学习能力，掌握一些基本的科学方法，形成了必备的观察、分析和解决问题的能力。

（3）具有健康的体魄和身心保健的知识与能力，健康的审美观念和相应的审美能力，良好的意志品质和一定的应变能力，初步形成健康的个性。

（4）具有正确的劳动观点、职业观念和初步的择业能力，掌握一定的劳动技能和现代生活技能。

2.学生智能多元的研究

美国著名发展心理学家、哈佛大学教授霍华德·加德纳博士，于 20 世纪 80 年代提出多元智能理论。他指出，人类的智能是多元的而非单一的，主要是由语言文字智能、数学逻辑智能、视觉空间智能、身体运动智能、音乐旋律智能、人际关系智能、自我认知智能、自然认知智能八项组成，而每个人都拥有不同的智能优势组合①。

（1）语言文字智能（Verbal Linguistic intelligence）是指有效地运用口头语言或文字表达自己的思想并理解他人，灵活掌握语音、语义、语法，具备用言

①霍华德·加德纳.多元智能[M].沈致隆译，北京：新华出版社，1999.

语思维、用言语表达和欣赏语言深层内涵的能力，且能结合在一起并运用自如的能力。他们适合的职业主要有：政治活动家、主持人、律师、演说家、编辑、作家、记者、教师等。

（2）数学逻辑智能（Logical Mathematical Intelligence）是指有效地计算、测量、推理、归纳、分类，并进行复杂数学运算的能力。这项智能包括对逻辑的方式和关系、陈述和主张、功能及其他相关的抽象概念的敏感性。他们适合的职业主要有：科学家、会计师、统计学家、工程师、电脑软件研发人员等。

（3）视觉空间智能（Visual Spatial Intelligence）是指准确感知视觉空间及周围一切事物，并且能把所感觉到的形象以图画的形式表现出来的能力。这项智能包括对色彩、线条、形状、形式、空间关系的敏感性。他们适合的职业主要有：室内设计师、建筑师、摄影师、画家、飞行员等。

（4）身体运动智能（Bodily Kinesthetic Intelligence）是指善于运用整个身体来表达思想和情感、灵巧地运用双手制作或操作物体的能力。这项智能包括特殊的身体技巧，如平衡、协调、敏捷、力量、弹性和速度以及由触觉所引起的能力。他们适合的职业主要有：运动员、演员、舞蹈家、外科医生、宝石匠、机械师等。

（5）音乐旋律智能（Musical Rhythmic Intelligence）是指人能够敏锐地感知音调、旋律、节奏、音色等的能力。这项智能对节奏、音调、旋律或音色的敏感性强，与生俱来就拥有音乐的天赋，具有较高的表演、创作及思考音乐的能力。他们适合的职业主要有：歌唱家、作曲家、指挥家、音乐评论家、调琴师等。

（6）人际关系智能（Interpersonal Intelligence）是指能很好地理解别人和与人交往的能力。这项智能善于察觉他人的情绪、情感，体会他人的感受，辨别不同人际关系的暗示以及对这些暗示做出适当反应的能力。他们适合的职业主要有：政治家、外交家、领导者、心理咨询师、公关人员、推销员等。

（7）自我认知智能（Intrapersonal Intelligence）是指自我认识并据此做出适当行为的能力。这项智能能够使人认识自己的长处和短处，意识到自己的内在爱好、情绪、意向、脾气和自尊，喜欢独立思考。他们适合的职业主要有：哲学家、政治家、思想家、心理学家等。

（8）自然认知智能（Naturalist Intelligence） 是指善于观察自然界中的各种事物，对物体进行辩论和分类的能力。这项智能有着强烈的好奇心和求知欲，有着敏锐的观察能力，能了解各种事物的细微差别。他们适合的职业是：天文学家、生物学家、地质学家、考古学家、环境设计师等。

为了更加详细、全面地分析学生的能力，还可以用更多的指标描述或评价学生，比如智商（逻辑思考、反应速度等）、情商、财商、逆境商数、创业商数、创意商数、职业商数、领导影响力商数、机遇商数、成功商数、压力商数、健康商数、完美商数、人际/社会交往商数、学习商数、魅力商数、系统商数、判断商数、精神商数、发展商数、道德商数、胆气商数、心理商数、意志商数、灵感商数等。

多元智能理论为应用技术类高校学生选择自己职业发展方向和对学生进行全面的评价，提供了理论依据，也为应用技术教育课程目标采用多元结构奠定了科学基础。

3.学生的发展需要分析

分析学生具备的素质，可以看出将要接受应用技术教育的学生经过基础教育之后，其身心发展达到了一定的水平，正处于成熟与定型的阶段。他们在更加关心社会发展的同时，也开始关注个体发展、关注自己未来的职业。学生智能的多元研究说明学生具有多元发展的先天条件。因此，从学生自身身心的发展规律来看，应用技术大学课程需要解决下列问题：第一，要巩固和完善学生在高中阶段及其以前初步形成的各种基本素质；第二，在初步确立的人生观、价值观、世界观的基础上，形成正确的技术观；第三，使学生充分发挥自己的智能优势，在不同的领域形成技术能力，取得职业生涯的发展。

（二）对职业的研究

1.职业分类的研究

应用型高等教育较为发达的国家普遍开展职业分类研究，并提出了各自的职业分类体系。21 世纪初，我国也开展了职业分类研究，并出版了《中华人民共和国职业分类大典》，初步建立起了我国的职业分类体系。职业分类研究为研究各种职业所需能力和形成职业资格标准奠定了基础。

2.职业生涯的研究

虽然人们在从事相同的职业时，每个人所表现的职业生涯发展有所不同，但也存在着一般规律。这种规律可以指导人才的成长，同时也可以指导应用型高等教育的课程实践。对职业分类和职业生涯的研究，为应用型高等教育课程目标中的职业能力目标确定提供了科学依据。

3.职业特质的研究

不同类型的职业活动，其活动逻辑不同，因此要求从事不同职业的人具有不同的职业素质。职业素质取决于人的思维模式、语言模式、行为模式、情感模式等。

职业活动的逻辑一般可分为三种情况：一是职业活动的过程是固定的，一旦确定下来将不再随着职业情景的变化而发生任何改变。这类职业活动常常出现在技术类专业中，当人们面对机械设备时，职业活动的过程常常被固定下来。在这类职业人员的职业活动中，人们关注的是职业活动的规范和标准。二是职业活动的过程不是固定的，而是随着职业情景的变化不断调整。这类职业活动多出现在服务类专业中，当人们面对客人时，随着客人或情景的变化，职业活动就需要随时调整。在这类职业人员的职业活动中，人们关注的是服务对象接受服务的心理预期。三是职业活动的过程不固定，且不受职业情景变化的影响。这类职业活动一般出现在艺术类专业中。在这类专业人员的职业活动中，人们关注的是职业活动效果。为了达到某种效果，需要尝试不同的职业活动过程，甚至改变职业情景。

（三）对社会的研究

对社会的研究包括对当前社会和对未来社会的研究。现存社会的各种要素及其价值为应用型高等教育课程目标的确定提供了依据；人们期待的未来社会的价值取向也是应用型高等教育课程目标确定的依据。例如，当前我们的世界正在进入一个高新技术产业为支柱的知识经济时代，这个时代以创新为灵魂，以资产投入无形化、世界经济一体化、价值取向智力化、学习终身化、经济发展可持续化、市场竞争合作化为主要特征，对劳动者素质、就业方式和就业结构都提出了新的要求。因此，我国应用型高等教育课程目标的确定，应重视创新能力，同时要高度重视环境问题，并使其成为课程目标确定的重要依据之一。

（四）三个依据的整合

应用型高等教育课程目标确定的三个依据，不是相互割裂的，在确定应用型高等教育课程目标时，必须注意实现两个整合：一是社会本位与个人本位的整合；二是能力本位与人文本位的整合。

1.社会本位与个人本位的整合

社会本位强调人是社会的产物，要把学生培养成促进经济发展和社会进步的人，主张个体社会化，公民品德、政治品质、社会规范是其特别关心的。而个人本位强调关心受教育者的个人价值、身心健康和人格健全等，主张实施自由教育、人文教育和人性化管理。长期以来，社会本位和个人本位是错位的。

社会本位观肯定教育的价值，首先在于促进国家和社会的发展，这对密切教育与社会的联系起到了积极的推动作用，但也给教育带来问题，容易导致教育走向极端。不区分社会当前利益和长远利益，片面强调个人价值服从社会价值，否定个人的主体地位，忽视人的个性发展，扼杀个体的主动性和创造性；或者要求教育简单、被动地适应社会需要，不论社会需要是积极的还是消极的，一味强调适应。在这种价值取向的指导下培养的人才，只能是千人一面、万人一面。这不但没有实现教育目的的个人本位，教育目的的社会本位也大打折扣。

个人本位观虽然张扬了人的个性，突出了人的创造力，促进了思想解放和人的发展，弥补了社会本位价值的缺陷，但它没有揭示出真实存在的个人与社会的多种关系，忽视了社会需要对教育目的的制约作用，使教育走向了另一极端，导致有的学生在选择和确定自己的人生价值目标时，离开社会与集体的需要，不顾整体利益，一头钻进实现“自我价值”的“象牙塔”里，走上一条所谓“自我发现—自我设计—自我表现—自我崇拜”的人生之路。社会本位主义被怀疑、否定，一切以“自我”为中心，不讲“我”应当为集体和社会做什么，只问集体和社会对“我”怎么样。由此可见，社会本位和个人本位是教育价值取向不可分割的两个方面，单方面强调社会本位或个人本位，只会把教育引入歧途，只有将两者整体化、综合化、全面化，才是正确的选择。

应用型高等教育课程目标确定要实现社会本位和个人本位的整合，需具备一定的前提和途径。首先，正确处理个人利益和社会利益的关系是实现这一整合的前提。社会本位和个人本位长期错位的根本原因，是社会利益和个人利益的不协调。应用型高等教育首先必须承担起社会责任，同时也要谋求自身的发展。实现应用型高等教育的个体利益和社会利益的统一，应该在社会责任和自身发展中寻找契合点。从根本上看，教育主体——国家、教育机构、学生个体的长远利益是一致的，它们聚焦未来。其次，教育同生产劳动相结合是实现这一整合的最好途径。劳动是物质财富生产和人的自身发展的需要，个体对社会的责任是通过劳动来实现的，人在劳动中培养社会责任心和劳动热情，并积极为社会发展做贡献。教育和生产劳动相结合，有利于应用型高等院校为社会培养学以致用的高素质应用型人才，有利于勤奋人生、惠泽社会，有利于学生提高劳动技能，不断完善自我，充分发展自己的个性，激发创造力，实现人生价值。

社会本位与个人本位的整合体现了应用型高等教育的价值，而实现这样的价值需要能力本位与人文本位的整合。

2.能力本位与人文本位的整合

能力本位是应用型高等教育的本质特点。与学术型高等教育相比，应用型高等教育更加强调“实践能力”的培养，主张知识、技能、态度（品性）一体的素质结构。能力本位的培养模式是经济和社会发展需要的产物。随着社会进步和经济发展，特别是我国全面实现工业化和现代化的目标，对应用型高级人才的需要更趋多元化，社会不仅需要传统意义上的学术型、工程型人才，同样需要技术型、技能型人才。因此，将“应用型人才”作为应用型高等院校办学目标定位，并倡导以“应用技术本位”为核心的培养模式，不仅是一种理想思维的使然，也是应用型高等教育对现代经济生活的一种对接和回应。

人文素质是完整人格的基础。应用型高等院校的学生首先应该是和谐发展、人格完整的人，其次才是所学专业领域的行家里手。在人的和谐发展及完整人格的形成中，职业能力和人文精神的结合是非常重要的。这种结合主要体现在科技知识和人文知识的整合上。作为一个和谐发展的应用型高级人才，其价值观念、道德情操是建立在较高的文化素养之上的，特别是文史哲素养上。因为只有具备一定的文学修养，才能深刻理解人类的悲欢与痛苦；只有掌握了丰富的历史知识，才能反思和总结过去、展望未来；只有打下一定的哲学功底，才能拥有生活的智慧。因此，应用型高等教育不仅要重视学生能力的培养，还要传授一定的人文知识。另外，人文素质是创新能力的基石。人的核心能力是创造力，应用型高等教育不仅是为了学生就业，还要为了实现学生的职业理想。前者是为适应职业岗位，后者是要主动地、创造性地适应职业生活，要激励他（她）们在继承既有文明的基础上进一步超越前贤，创造人类史上新的文明成果。成功者事例证明，人的创造精神和创造力离不开职业能力，更离不开其所具有的人文素养和人文精神。

因此，应用型高等教育的人才培养目标不能离开能力本位而只谈人文本位，也不能离开人文本位而只谈能力本位，两者整合构成应用型高等教育人才培养的素质目标。能力本位突出应用性的特点，体现人才规格不同于学术型高等教育的培养目标；人文本位突出人才的人文精神和人文素质，体现人才的品质和品位。实现能力本位和人文本位整合，既要提高学生职业能力，又要防止纯“工具意识”和“就业至上”论的偏颇，避免受教育者只在实用主义、功利主义的层面上去判断事物、思考问题。

二、课程目标确定的过程

应用型高等教育课程目标确定包括三方面内容：职业面向分析、职业活动分析、职业特质分析。应用型高等教育的课程目标对于应用型高等教育的某个专业来说，就是这个专业培养目标的具体与细化，因为课程是对专业起支撑作用的。因此，应用型高等教育的专业培养目标和课程目标的确定，需解决好目标确定的人员、目标表现方式和目标确定的过程，以及职业分析研讨会议主持人的主持技巧等关键问题。

（一）职业面向分析

职业面向是本专业毕业生的就业岗位群和职业生涯发展的方向。毕业生的就业岗位群和职业生涯发展方向的确定，为专业培养目标的分析提供了必要的依据。职业面向分析一般采用调查法。但对于就业岗位和职业生涯发展方向两个内容的调查，其调查对象应有所区别。对于就业岗位的调查，调查对象应是近五年的毕业生；对于职业生涯发展方向的调查，应选择工作十年以上的毕业生。

（二）职业活动分析

职业活动分析，简称职业分析。从应用型高等教育课程取向、依据和课程目标确定的原则来看，课程目标的确定工作应由课程设计专家主持；基本素质和通用能力（也称关键能力）的确定应由社会学专家、教育学专家、哲学专家、有关技术专家等参加；专业培养目标中职业能力的确定，须由有关职业岗位的优秀工作人员参加。具体分工：课程设计专家为主持人；社会学专家、教育学专家、哲学专家、有关技术专家为基本素质和通用能力研讨委员会成员；有关职业岗位的优秀工作人员做职业能力研讨委员会成员。为了工作方便，还需要协调人、记录员和有关人员参与。

（三）职业特质分析

职业特质是指从事不同职业的人所特有的职业素质，是能将工作中成就卓越与成就一般的人区分开来的深层特征。人才的职业特质取决于所从事行业的发展水平和职业活动的逻辑关系。

1.行业发展水平对人才职业特质要求分析

一般情况下，行业发展水平越高，对从业人员所要求的人才职业特质越高。例如，餐旅服务行业，规范化、标准化一度是其经营与服务的理念，而如今个性化服务、给客人惊喜的消费经历成为餐旅服务行业的经营服务理念。这种变化，对从事餐旅经营与服务的人才的职业特质提出了不同的要求。对制造业来说，随着产业升级，由低端制造向高端制造发展，对从业的技术人才来说，也提出了更高甚至苛刻的要求。文化艺术产业也是如此，随着人们欣赏水平的不断提高，对文化艺术产品的要求也越来越高，从而对从事文化艺术产业的人才的职业特质也提出了高的要求。

对于行业发展水平对人才职业特质要求的分析，可以采用行业发展水平系统比较方法或产品形成要素比较方法，从中发现当前我国存在的人才职业特质的不足和提高的方向。

2.职业活动的逻辑关系对人才职业特质要求分析

人才职业特质分析，可以从两个方向开展研究。一是在同一职业发现成就卓越者，通过调查分析法研究他们与一般成就者不同的深层特征；二是通过分析职业活动，研究取得职业活动卓越效果的人具备的职业素质。这里主要介绍采用职业活动逻辑关系分析人才职业特质的方法。

研究发现，人类的职业活动可分为过程导向、情景导向、效果导向和综合导向等四种逻辑关系。

（1）过程导向。过程导向逻辑关系中，工作人员采取什么职业活动取决于职业活动所处阶段，而且要求工作人员的职业活动必须标准规范，以求职业活动结果达到设计标准，如图 1-1 所示。

职业活动过程		过程阶段			
		阶段 1	阶段 2	阶段 3	……
活动任务	任务 A	活动 A1	活动 A2	活动 A3	……
	任务 B	活动 B1	活动 B2	活动 B3	……
	任务 C	活动 C1	活动 C2	活动 C3	……
	……				

图 1-1　职业活动过程导向示意图

从图 1-1 中可以看出，工作人员采取什么行动，取决于任务的不同和所处的过程阶段的变化。任务一旦确定，操作过程和规范标准就确定了。这类职业活动的特点是由过程顺序所支配的，受技术规范、工作规范、安全操作规程和各种设计标准的约束，即从事这类职业活动的人才的思维和行为具有典型的过程导向特点。这类人才的职业特质可概括为：依据任务，严格把握并执行工作程序、工作规范和操作标准，保证操作结果质量要求的意识和素质。

（2）情景导向。情景导向逻辑关系中，工作人员采取什么职业活动取决于职业活动所处情景，要求工作人员的职业活动必须依据职业情景采取恰当的方式，以求得职业活动对象的满意，如图 1-2 所示。

职业活动情景		活动情景			
		情景 1	情景 2	情景 3	……
活动对象	人 A	活动 A1	活动 A2	活动 A3	……
	人 B	活动 B1	活动 B2	活动 B3	……
	人 C	活动 C1	活动 C2	活动 C3	……
	……				

图 1-2　职业活动情景导向示意图

从图 1-2 中可以看出，工作人员采取什么行动，取决于人的不同和情景的变化。人可能因文化、年龄、身份、性别、信仰、情感等而不同；情景因所处环境、所办事项、时机等因素而变化。如果把人也考虑在情景之中，这类职业活动的特点是受情景所支配的，即这类职业活动的人才的思维和行为模式具有典型的情景导向特点。因此，这类人才的职业特质可概括为：依据情景，及时把握对象需求心理预期，做到提供恰当职业活动，使人满意的意识和素质。

（3）效果导向。效果导向逻辑关系中，工作人员采取什么职业活动，取决于对欣赏人群心理的把握，要求职业活动必须依据对欣赏人群心理的把握，选择甚至创造恰当的方式，以求得产生某种效果，如图 1-3 所示。

<table>
<tr><td colspan="2" rowspan="2">职业活动效果</td><td colspan="4">效果</td></tr>
<tr><td>效果 1</td><td>效果 2</td><td>效果 3</td><td>……</td></tr>
<tr><td rowspan="4">活动对象</td><td>人群 A</td><td>活动 A1</td><td>活动 A2</td><td>活动 A3</td><td>……</td></tr>
<tr><td>人群 B</td><td>活动 B1</td><td>活动 B2</td><td>活动 B3</td><td>……</td></tr>
<tr><td>人群 C</td><td>活动 C1</td><td>活动 C2</td><td>活动 C3</td><td>……</td></tr>
<tr><td>……</td><td></td><td></td><td></td><td></td></tr>
</table>

图 1-3　职业活动效果导向示意图

从图 1-3 中可以看出，采取什么活动，取决于人群的不同和希望达到的效果。这类职业活动的特点是受活动效果所支配的，即这类职业活动的人才的思维和行为模式具有典型的效果导向特点。因此，这类人才的职业特质可概括为：能够把握人群心理，做到提供恰当职业活动，产生某种效果的意识和素质。

（4）综合导向。综合导向逻辑关系中，是指在职业活动中，既有过程导向也有情景导向，或者既有过程导向也有效果导向，是两种或三种情况的综合。因此，这类人才的职业特质可概括为：能够根据任务严格把握并执行工作程序、工作规范和操作标准，保证操作结果质量要求，同时能够依据工作情景变化，及时把握对象需求心理预期，做到提供恰当职业活动，使人满意的意识和素质。

第二节 课程内容的筛选

一、课程内容筛选的原则

课程内容的筛选有三种不同的取向。一种取向认为课程内容是学生要学习的知识，其代表人物是夸美纽斯。优点是考虑到了各门学科知识的逻辑性、系统性；缺点是不能很好地结合社会生产实际。这种取向在我国各类教育实践中一直十分盛行。第二种取向是把课程内容看作是学习活动，主要代表人物是杜威。它是通过研究成人的活动，识别各种社会需要，把它们转化成课程目标，再进一步把这些目标转化成学生的学习活动。优点是通过学习者参与活动习得知识，课程与社会活动密切联系，并能激发学生的兴趣；缺点是对学科知识的鄙视，造成学习者发展后劲不足。第三种取向认为课程内容即学习经验，代表人物是泰勒。

（一）经验原则

拉尔夫·泰勒（Ralph Tyler）被誉为“现代课程理论之父”，他曾多次系统论述过关于选择课程内容（他用“学习经验”一词）的原则。在他看来，美国的一些课程改革通常都是由学科专家来确定目标的，他们很少关注学生的兴趣和需要。而他认为学生应该是学习的积极参与者，而不是被动的接受者。根据这一观点，他提出了学习经验的 10 条原则：

1.学生必须具有使他有机会实践目标所蕴含的那种行为的经验；

2.学习经验必须使学生由于实践目标所蕴含的那种行为而获得满足感；

3.使学生具有积极投入的动机；

4.使学生看到自己以往反应方式的不当之处，以便激励他去尝试新的反应方式；

5.学生在尝试学习新的行为时，应该得到某种指导；

6.学生应该有从事这种活动的足够的和适当的材料；

7.学生应该有时间学习和实践这种行为，直到成为他全部技能中的一部分为止；

8.学生应该有机会循序渐进地从事大量实践活动，而不只是简单重复；

9.要为每个学生制定超出他原有水平但又能达到的标准；

10.使学生在没有教师的情况下也能继续学习，即要让学生掌握判断自己成绩的手段，从而能够知道自己做得如何。

（二）问题原则

课程理论专家小威廉姆 E. 多尔（William E. Doll，Jr.） 认为课程内容在进行选择时应解决以下 10 个问题：

1.这些经验对学生有意义吗？

2.这些经验有助于满足学生的需要吗？

3.学生对这些经验会觉得有趣吗？

4.这些经验能鼓励学生进一步探讨吗？

5.这些经验看起来真实吗？

6.这些经验如何符合学生的生活性能？

7.这些学习经验的现代性如何？

8.这些经验在熟练整个学习内容上是属于基本的吗？

9.这些经验能达成许多目标吗？

10.这些经验能提供既广且深的学习吗？

（三）成长原则

结合泰勒和多尔的经验原则和问题原则，课程内容的筛选是为了课程目标的实现即学生的成长。而一个人的成长离不开直接经验和间接经验。直接经验是人们通过自身的生活、学习和工作获得的经验；间接经验简单地说是他人的经验。对于学习者来讲，间接经验也是人类经过长期实践逐步积累形成的经验。技术教育课程内容筛选，既要注重直接经验，也要注重间接经验。

在学校的学习过程中，对于学生来说，虽然直接经验十分重要，但间接经验显得更加重要。这些间接经验是人类长期实践的结晶，主要以学科知识体系、技术方法体系和活动经验体系的形式被保存下来，形成了人类经验的三个十分珍贵的经验宝库。因此应用型高等教育课程内容筛选应遵循从学科知识体系、技术方法体系、活动经验体系中选择课程内容的原则。

1.学科知识的选择原则

应用型高等教育需要帮助学生树立正确的应用能力观，依据课程目标选择学科知识时，追求的是学生对知识整体框架的把握，这些学科知识课程不追求学生对学科知识的深入研究，不强调这门学科及其各部分理论的学术研究，而是强调学科知识在实际工作中的应用。

2.技术方法的选择原则

任何工作都会用到一系列技术方法。应用型高等教育课程应根据专业面向的行业企业工作岗位选择相应的主导技术、主流技术、绿色技术等，并注重让学生了解技术的产生与演变过程，培养学生的技术应用能力和创新意识，注重技术特点和用途的把握，培养学生在具体的职业活动过程中的技术比较与选择能力。

3.职业活动的选择原则

依据课程目标选择职业活动时，要注重所选择的职业活动具有典型性和趣味性，并要难易适度。典型性是指所选择的职业活动是学生毕业后从事职业活动时，经常遇到的、具有代表性的活动；趣味性是指符合学生的心理特点、足以引起学生学习的兴趣，使学生不仅好学而且乐学的活动；难易适度是指所选择的职业活动与学生的能力相适应。

总之，课程内容的筛选必须以课程目标为依据，同时要适应学生的特点，也要适应社会的发展，此外还要注意课程内容的正确性、基础性和全面性。

二、课程内容筛选方法

根据应用型高等教育课程内容筛选的原则，可以分别对学科知识、技术方法和职业活动进行筛选。

（一）学科知识的筛选

如图 1-4 所示，如果课程目标能力 1 到能力 N，对学科课程 XA 的知识框架要求很高，那么在课程方案中，应设置此学科课程；反之，课程目标能力 1 到能力 N，对学科课程 XA 的知识框架要求不高，那么在课程方案中，学科课程可以不设。所需学科知识，可以在活动课程中学习。

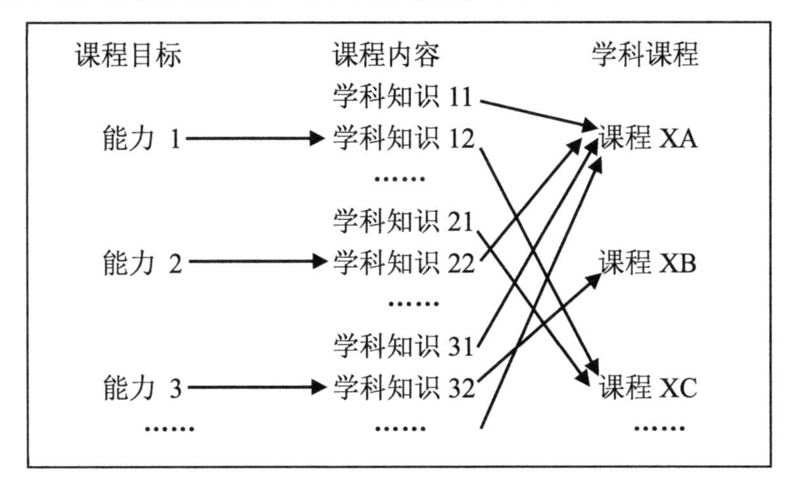

图 1-4　学科课程内容筛选示意图

（二）技术方法的筛选

如图 1-5 所示，如果课程目标能力 1 到能力 N，对技术方法课程 JA 的技术方法体系框架的要求很高，那么在课程方案中，应设置此技术方法课程；反之，课程目标能力 1 到能力 N，对技术方法课程 JA 的技术方法体系框架的要求不高，那么在课程方案中，技术方法课程可以不设。所需技术方法，可以在职业活动课程中学习。

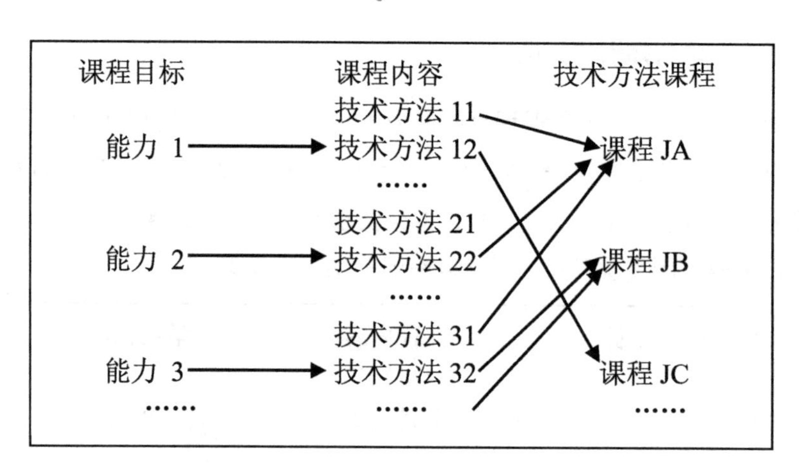

图 1-5　技术方法课程内容筛选示意图

（三）职业活动的筛选

职业活动的筛选采取典型任务法。典型任务法是依据课程目标，在职业活动体系中筛选出一些典型的职业任务，以典型任务作为课程内容的方法，如图 1-6 所示。

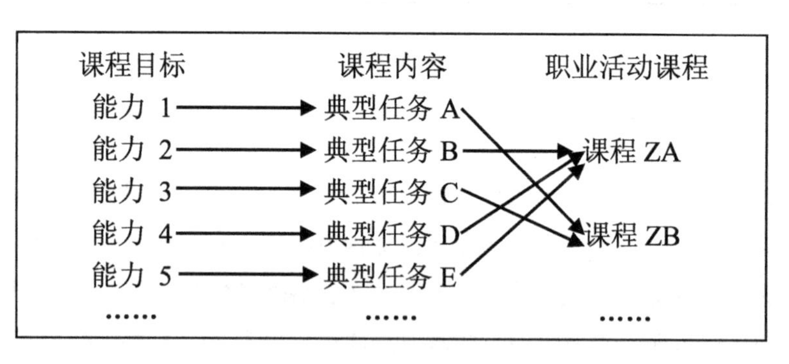

图 1-6　典型任务法筛选课程内容示意图

第三节　课程内容的组织

一、课程内容组织的原则

应用型高等教育课程内容确定后，课程组织的科学性将是课程目标实现的关键。最早论述课程组织问题的是博比特和查特斯，他们在1924年和1923年出版的《怎样编制课程》和《课程编制》中，都涉及或论述了课程组织问题。著名教育家拉格（H.Gugg）在1926年出版的《课程编制：过去与现在》中总结了课程编制的经验教训。1949年，拉尔夫·泰勒总结了博比特等人的观点，提出了怎样组织学习经验的问题。其中，课程内容组织的连续性（Continuity）、顺序性（Sequence）和整合性（Integration）三个基本原则，为课程内容的纵向与横向组织提供了一个总的思想。这一思想对不同类型和不同层次教育的课程组织具有普遍的指导意义。

课程组织是在一定的教育价值观指导下，将所选出的各种课程要素妥善地组织成课程结构，使各种课程要素在动态运行的课程结构系统中产生合力，以有效地实现课程目标。课程组织包括垂直组织和水平组织。垂直组织是将各种课程要素按纵向的发展序列组织起来；水平组织是将各种课程要素按横向关系组织起来。发展序列组织有两个标准：第一，连续性，就是将选出的各种课程要素在不同学习阶段予以重复。第二，顺序性，就是将选出的课程要素根据某种逻辑体系和学习者的身心发展阶段组织起来。横向关系组织的标准是整合性。整合性是指针对所选出的各种课程要素，在尊重差异的前提下，找出彼此之间内在的联系，然后整合为一个有机整体。

（一）垂直组织原则

一般课程垂直组织有连续性和顺序性两个标准。连续性是指直线式地陈述主要的课程要素；顺序性是强调每一后继内容以前面的内容为基础，同时又对有关内容加以深入、广泛地展开。这两个标准在应用型高等教育课程的垂直组织上，体现在以下几个方面。

第一，职业活动难易序列。应用型高等教育课程目标明确了一个专业的学生必须能够完成的职业活动。这些职业活动完成起来难易程度不同。应用型高等教育课程垂直组织一般应遵循由易到难的逻辑进行。

第二，职业活动逻辑序列。任何一个职业活动的完成都需要经过一个完整的工作过程，而这个工作过程，从开始到结束都具有程序逻辑序列。应用型高等教育课程应按照职业活动的逻辑序列进行垂直组织。

第三，职业能力形成逻辑序列。根据心理学研究成果，职业能力形成需要一个由多个环节构成，而每个环节又具有不同特点的较为复杂的过程，如图 1-7 所示。

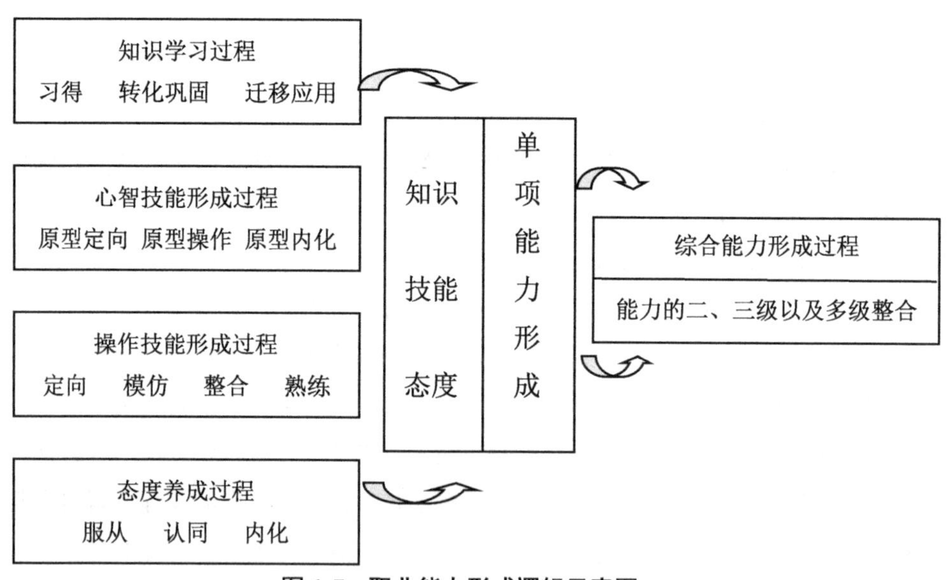

图 1-7　职业能力形成逻辑示意图

习得是指在学习目标的指引下，学习者有选择地接受新的信息，并与原有知识相互作用，形成联系，被储存下来。在学习的第一阶段，所有的知识都是陈述性的，对于程序性知识来说，习得的是它的前身，即程序性知识的陈述形式。转化和巩固是指新知识有两种发展方向：一部分知识贮存下来，通过适当的复习，这部分知识将形成知识结构的新的有机组成部分，有的甚至能改变原有的知识结构，而得到巩固。另一部分知识经过各种变式练习，转化为程序性知识。迁移和应用是指在知识的应用阶段，不同类型的知识被用来解决不同的问题，应用的目的是更好地掌握知识。陈述性知识被提取出来，用来解决“是什么”一类的问题。程序性知识被提取出来，用来解决“怎么办”的问题。

原型定向是指个体在头脑中形成了有关活动方式的定向映象，而这种定向映象一旦建立，它就可以调节以后的实际心智活动，同时也是心智活动产生的基础。原型操作是指把头脑中建立起来的动作程序以外显的方式付诸实施。原型内化是指心智活动的实践模式向头脑内部转化，借助于内部言语，个体可以在头脑内部进行程序化的心智活动，而且能以非常简缩、快速的形式进行。

操作的定向即了解操作活动的结构，在头脑中建立起操作活动定向映象的过程。操作的模仿即实际再现出特定的动作方式或行为模式，实质是将头脑中形成的定向映象以外显的实际动作表现出来。操作的整合即把模仿阶段习得的动作固定下来，并使各动作成分相互结合，成为定型的、一体化的动作。操作的熟练是操作技能最后形成的阶段，是由于操作活动方式的概括化、系统化而实现的。操作熟练的特点：（1）动作的灵活性、稳定性和准确性；（2）动作的连贯性、流畅性和协调性；（3）动作的控制性增强，能准确地觉察到外界环境的变化并调整动作方式；（4）紧张感、疲劳感降至最低，可以有效地同时从事两种或多种活动。

顺从（服从）是表面接受他人的意见或观点，在外显行为方面与他人一致，而在认识与情感上与他人不一致。在这种情况下，个人的态度受外部奖励与惩罚的影响。这种态度是由外在压力形成的，如果外在情景发生变化，态度也会随之变化。认同是在思想、情感和态度上主动接受他人的影响，比顺从深入一层。因此，认同不受外在压力的影响，而是主动接受他人或集体的影响。内化是指在思想观念上与他人的思想观点一致，将自己所认同的思想和自己原有的观点、信念融为一体，构成一个完整的价值体系。由于在内化过程中解决了各种价值的矛盾和冲突，当个人按自己内化的价值行动时，会感到愉快和满意；而当出现了与自己的价值标准相反的行动时，会感到内疚、不愉快。这时，稳定的态度（品德）便形成了。

在课程垂直组织时，应注意遵循能力形成的一般过程，保证课程心理逻辑顺序得到贯彻，要避免因出现违背能力形成逻辑而影响学生能力形成的情况发生。

（二）水平组织原则

整合是课程水平组织的标准。整合是针对所选出的各种课程要素，在尊重差异的前提下，找出彼此之间的内在联系，然后整合为有机的整体。应用型高等教育课程水平组织的标准也是整合。它包括：（1）职业活动的整合，即多个职业活动整合成为较大的职业活动，或者叫作多个任务构成项目；（2）心理特征的整合，即由知识、技能和态度整合形成单项职业能力，多个单项职业能力整合形成综合职业能力；（3）学科知识的整合，即不同学科知识为完成某项工作任务或项目整合到一起，如图 1-8 所示。

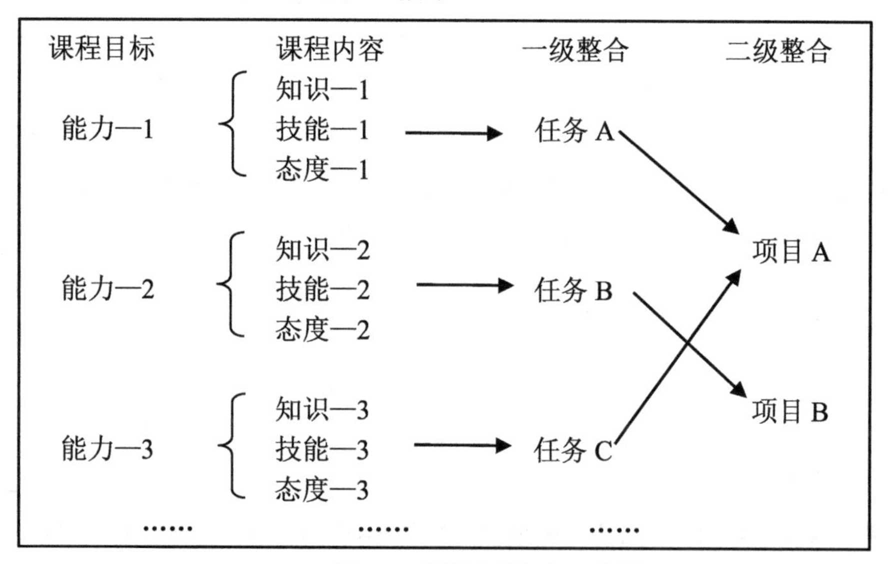

图 1-8　课程水平组织示意图

应用型高等教育的课程内容组织，一般经过课程体系的结构设计和课程体系的形成两个步骤完成。

二、课程体系的结构设计

根据学生全面发展和个性发展相统一的原则，应用型高等教育的课程结构可以设计成基础平台+相关职业生涯发展方向的课程结构，如图 1-9 所示。其中，公共课程按照国家高等教育课程政策的统一要求安排；专业必修课是各专业学生不同职业生涯发展方向都需要的课程；专业选修课程模块是不同专业学生职业生涯发展方向所要求的课程。

顶岗实习			
专业选修课程模块 1	专业选修课程模块 2	……	专业选修课程模块 *n*
专业必修课			
公共课（通识课、文化基础课）			

图 1-9　应用型高等教育课程结构示意图

三、课程体系的确定方法

依据国家颁布的相关职业资格证书要求和由企业提出的职业能力要求，采用如表 1-1 所示的课程体系构建表，形成学科知识课程、技术方法课程和职业活动课程。

表 1-1　课程体系确定表

任务		学科知识课程	技术方法课程	职业活动课程
职责 1	职业任务 11 职业任务 12 职业任务 13 ……	知识课程 1 知识课程 2 知识课程 3 ……	技术课程 1 技术课程 2 技术课程 3 ……	职业活动课程 1
职责 2	职业任务 21 职业任务 22 职业任务 23 ……	知识课程 1 知识课程 2 知识课程 3 ……	技术课程 1 技术课程 2 技术课程 3 ……	职业活动课程 2
职责 3	职业任务 31 职业任务 32 职业任务 33 ……	知识课程 1 知识课程 2 知识课程 3 ……	技术课程 1 技术课程 2 技术课程 3 ……	职业活动课程 3
职责 *n*	职业任务 *n*1 职业任务 *n*2 职业任务 *n*3 ……	知识课程 1 知识课程 2 知识课程 3 ……	技术课程 1 技术课程 2 技术课程 3 ……	职业活动课程 *n*

在此基础上，根据应用型高等教育职业面向分析确定的学生职业生涯发展的不同方向，确定选修课程和必修课程。

第二章　应用型高等教育学习理论

人类是如何学习的？这是学习心理学研究的重要内容之一，可以说对学习理论的研究是心理学最发达的领域之一。但到目前为止，还没有凝聚成一种统一的、综合的、大家普遍认同的学习理论。施良方所著的《学习论》对学习理论进行了系统研究，列出 15 种学习理论。虽然学习理论流派繁多，但研究的基本问题是相同的，都包括学习的本质、学习的动机、学习的过程和学习的迁移等问题。应用型高等教育的学习观是针对应用型高等教育的本质特点，建立在一般学习理论基础之上的。因此，它研究的基本问题也基本包括学习的本质、学习的动机、学习的过程和学习的迁移等四方面问题。

第一节　学习的本质

迄今为止，心理学界对学习的解释众说纷纭，对学习的类型有不同的分类，对学习的组织更是观点不一。为了建立应用型高等教育的学习观，我们有必要首先对上述几个问题进行研究分析。

一、学习的定义

学习作为学习心理学的一个术语，可以说，每一位学习理论研究专家都对学习这一术语给出了特定的定义。归纳起来大致可分为三类：

（1）行为主义学派：学习是指刺激—反应之间联结的加强。

（2）认知学派：学习是指认知结构的改变。

（3）人本主义学派：学习是指自我概念的变化。

这些定义可以说从不同角度揭示了学习的性质，为我们研究学习活动提供了不同的视角。但对于应用型高等教育的学习观应从哪个视角建立，上述三类定义分析起来似乎都不是很恰当。

我国著名教育心理学家冯忠良在其专著《结构化与定向化教学心理学原理》中，提出了“学习作为个体的一种适应活动，其实质在于它是在主客体相互作用中，在反映客观现实的基础上，通过主体一系列的反应动作，在内部构建起调节行为的心理结构的过程”的学习定义。并指出：心理结构是由功能上相互联系的心理因素构成的统一体。所谓心理因素，就其一般意义上讲，不外是人对现实的认知因素、情感因素以及人反作用于现实的动作因素。心理结构不外是一种认知经验结构、情感经验结构和动作经验结构。可以说这个定义的内涵是较丰富的，比较适合于应用型高等教育学习观的建立。因为，应用心理结构构建来定义学习过程，将使我们在应用型高等教育课程观研究中定义的素质与心理结构建立起内在联系。另外，在心理结构中单独列出的动作经验结构，也将更适用于应用型高等教育能力本位的特点。因此，我们可以认为，应用型高等教育学习观的学习本质即是学生心理结构的构建。

二、学习的分类

对于学习的分类，不同的心理学流派分类方法有所不同。托尔曼（Tolman）作为折中主义学习理论家，认为学习不止一种类型，因此他提出了“形成精力投入、形成等值信念、形成场的预期、形成驱力辨别、形成运动方式”等五种学习类型。而奥苏伯尔作为主要关注学校学习理论研究的专家，在提出了意义学习的概念后，对接受学习、发现学习、机械学习、意义学习等四种基本的学习类型进行分析研究。在他看来，学生的学习，如果要有价值的话，应该尽可能地有意义，而且为了考察有意义的学习材料是如何被同化到学生的认知结构中去的，他研究了从最低层次——表征学习到最高层次——创造能力的形成，并提出了表征学习、概念学习、命题学习和发现学习四种意义学习的类型。冯忠良在其专著《结构化与定向化教学心理学原理》中，根据学习对象的不同将学习分为知识学习、操作技能学习、心智技能学习和社会规范学习。这种分类方法非常直观，在教学中具有很强的可操作性，具有现实意义。

选择学习分类的原则应有利于学习效果的提高。因此，根据以上各种学习类型的分类，结合应用型高等教育自身的特点，我们认为，应用型高等教育的学习类型应按照既要有科学性、又要便于教学实践的原则进行分类。首先，根据学习对象，对学习类型进行分类；然后，根据具体内容需要，对学习类型做出进一步的分类。可以按照托尔曼的五种学习类型分类，也可以按照奥苏伯尔的四种学习类型分类或其他学习类型分类。

三、学习的组织

关于学习组织，加涅提出了累积学习模式的学习组织形式，信息加工学习理论提出从信息的习得与使用进行学习的组织；而奥苏伯尔则从认知结构构建的角度，提出了学习组织的原则和方法，等等。

应用型高等教育是一种新型教育类型，它既强调理论知识的系统和一定的深度，又强调能力本位的知识应用实践能力培养。通过几年的应用型本科教育实践探索，我们感到奥苏伯尔的逐渐分化原则和整合协调原则，在应用型高等教育学习组织中是科学有效的。所谓逐渐分化原则，是指学生首先应该学习最一般的、包摄性最广的概念，然后根据具体细节对它们逐渐加以分化。整合协调原则是指对学生认知结构中现有要素重新加以整合。根据奥苏伯尔的先行组织者策略和学生学习动机发展规律，在逐渐分化原则和整合协调原则指导下，我们设计了应用型高等教育学习组织的新模式——目标与结构先行学习组织模式，实践证明，效果显著。

目标与结构先行学习组织模式，就是将学习目标、目标结构、内容结构作为先行部分展示给学生。

第一，将职业能力图表（内含通用能力）作为学习目标展现在学生面前，使学生对自己专业的学习目标有一个全面的认识。在此基础上，再把每一门课程的能力图表展现给学生，使其进一步了解每一门课程的学习目标。

第二，将课程内容以素质内涵结构形式展现给学生，使学生明确素质形成的内涵条件。

第三，按照素质形成的内涵类型（知识、技能、态度或品性）不同，采取不同的学习过程。例如，知识学习有知识学习过程，技能学习有技能学习过程，态度学习有态度学习过程。

第四，为了形成能力、提高素质，学习组织最后阶段需要学生对已掌握的知识、形成的技能以及养成的态度等进行迁移、整合与类化。

第二节　学习的动机

关于学习动机的研究，文献很多也较为深入，但多以儿童、少年的学习为研究对象，而针对应用型高等教育学生的学习动机研究，则不多见。

一、学习动机及其作用

学习动机是发动、维持个体的学习活动，并朝着一定目标的内部动力机制。这种内部机制的表现多种多样，但比较常见的有三种：推力、拉力与压力。

推力是发自个体内心的学习愿望和需求，它可以通过学生对学习的必要性的认识、对学习的求知欲、对未来的理想等产生。拉力指外界因素对学习者的吸引力，使学生从事学习活动。压力指客观现实对学习者的要求，迫使其从事学习活动。这三种机制都可以促使个体进行学习，但压力往往难以独立、持久地起作用，必须真正地转化为推力和拉力才能发挥其动力作用。而推力与拉力也不是各自孤立的，是相互联系、共同起作用的。一般而言，学习动机具有下列几个方面的作用：

第一，使个体的学习行为朝向具体的目标。动机促使个体为达到某一目标而努力，影响做出何种选择。

第二，使个体为达到某一目标而努力。动机决定了个体在某一活动中所投入的努力和热情的多少。动机越强，努力越大，热情越高。

第三，激发和维持某种活动。研究表明：动机决定了学生在多大程度上能主动地从事某种活动，并坚持下去。学生更愿意做他们喜欢或想做的事情，并能克服某些困难坚持完成。

第四，提高信息加工水平。动机影响着加工何种信息，以及怎样加工信息。具有学习动机的学生注意力更集中。而注意力在获取信息以及进入工作记忆和长时记忆中起关键作用。另外，具有学习动机的学生在必要时，更易于通过其他的多种途径来促使其对某一任务的完成，如主动去查阅资料等。研究还表明，具有学习动机的学生更倾向于进行有意义的学习，力求理解所学内容，而不是在机械的水平上进行。

第五，决定了何种结果可以得到强化。具有学习动机的学生因某种结果得到强化而趋向它，因某种结果受到惩罚而避开它。

第六，促进学习行为的改善。这是上述各种作用的最终体现。良好的、适当的学习动机最终将促进学习行为的改善，从而提高学习能力。

二、学习动机发展规律

尽管学习动机和其他行为动机一样，以隐蔽性为主要特征，无法直接观察到，但我们通过观察各种学习活动表现和变化的规律，还是能够发现学习动机形成发展的一些规律性特征。研究这些规律，有助于我们更好地激发、培养学生的学习动机，从而有效地改善学生的学习行为，提高学习效果。

1.学习动机是在个体的内在需要和外部诱因的相互作用下形成的

任何动机都是在内在需要和外部诱因的共同作用下形成的。学习动机亦然。马斯洛的需要层次理论对我们考察学习动机无疑具有一定的启发意义，但是并不能科学地解释所有的学习行为，尤其要指出的是，他忽略了人们的好奇和认知需要对学习的作用。一般认为，能够激发、转化为学习动机的内在需要和外部诱因大致包括:

第一，求知欲、好奇心或者理解、认知、情趣需要，也就是心理学家所说的认知内驱力，主要以学习内容的知识性、趣味性、生动性为外部诱因。由此形成的学习动机，其行为目标指向学习本身，个体的需要由学习本身满足，因而可称为内在的学习动机。在有意义的学习中，这种动机可能是最重要、最稳定的推动力量。

第二，自尊、自信、成就感、好胜心等需要，也就是心理学家所说的希望凭借自己的能力赢得相应地位的需要，即自我提高内驱力，主要以学习内容的挑战性、学习成绩的客观评价为外部诱因。由此形成的学习动机，近似于心理学家所说的成就动机。

第三，使命感、价值感、责任心、理想信念等需要，即希望自己的生命获得确切的方向感和价值感的需要，主要以学习的社会价值性为外部诱因，这种需要无疑是人的高层次需要，但由于满足它的是学习的社会价值，而不是学习内容本身，而且它很容易在一些献身性的社会工作中获得满足，因而由此形成的学习动机也应属于外在的学习动机。

第四，归属或者融入团体的需要，主要以外部学习氛围、他人的学习行为为外部诱因。

第五，名誉、荣誉、他人尊重等需要，主要以学习带来的外部评价，如教师表扬、家长奖励等为外部诱因。

第六，生存、安全等需要，主要以学习所直接带来的外部效果，如获得文凭、帮助就业、逃避惩罚等为外部诱因。

其中，后五种需要都以学习本身之外的因素为诱因，其满足对象不是学习本身，或者说个体的需要由学习之外的某种因素满足，一旦这种因素消失，个体对学习的兴趣就会减弱乃至消失，因此这五种动机都可称为外在的学习动机。应当说明的是，由于个性和年龄的差异，不同个体的需要种类和需要层次的现实表现并不一样，各自的环境也有极大差别，因而由此形成的每个个体的学习动机也必然是千差万别的。

2.学习动机与学习活动相互激发、相互加强

学习动机对学习活动的确起着非同寻常的作用，但它又远非是天生的、脱离学习活动而存在的。学习动机的产生与发展是一个复杂的动态过程，它与社会生活环境和教育的影响，特别是与学习过程本身有着非常密切的联系。心理学家奥苏伯尔说："动机与学习之间的关系是典型的相辅相成的关系，绝非一种单向性的关系。"学习动机推动学习活动，而学习活动中对学习价值的认知、学习兴趣、学习成绩、对自身学习能力的评价等反过来又增强学习动机。就一

个个体的学习行为而言，学习活动刚开始时，动机可能完全是外在的，或者强烈或者薄弱，甚至可能没有明确动机。例如，开始可能只是为了得到老师的奖励或者为了谋生需要而学习，但随着学习过程的展开，对学习内容却产生了真正的兴趣，从而形成内在的学习动机，使学习活动获得强烈、持久的动力。

3.不同学习动机的关系

属于同一个体的不同的学习动机，包括内在学习动机和外在学习动机、主导性学习动机和从属性学习动机的相互依存、相互转化、相互迁移。

首先，它们是相互依存的。在学习活动中，人的需要是多方面的，并处于不断的变化中。某种需要获得满足，这种需要所引起的学习动机水平就会降低，而其他需要引起的学习动机却可以强烈起来。因此，在同一个体身上存在着出于不同需要的学习动机。学习不是一朝一夕的事，单一的学习动机难以维持长期艰辛的学习活动，只有使学习活动能够满足个体的多种需要，才能使个体长期不懈地投入于学习活动之中。

其次，不同的学习动机又可以相互转化、相互迁移。开始时为了奖励或谋生而投入学习，但渐渐却发现了学习本身的兴趣，于是外在的学习动机转化为内在的学习动机，反之亦然。主导性学习动机和从属性学习动机也会在一定条件下发生转化。小学阶段，得到奖赏常常是主导性动机，而高中、大学阶段，求知或者责任、成就则往往成为主导性动机。面对有趣的学习内容，内在求知动机为主导就足够了，但一门学科中，总有大量的内容是单调的、枯燥的，这时的学习动机可能就要靠成就动机或者责任、价值动机为主导了。同时，基于一定的条件如发现了需要和诱因之间的共同性，其他活动的动机如游戏动机、劳动动机就能转移到学习上来。也就是说，不同的学习动机又是可以迁移的。在这多种动机的作用下，学习会更加轻松、自然，更加积极、主动，以至于能够长久、稳定地进行下去。

4.学习动机强度与学习绩效的关系

耶克斯—多德森定律表明：学习动机强度与学习绩效在一定范围内呈正相关。一般来说，学习动机对学习的影响，并不是直接卷入认知过程、直接提高认知水平，而是通过加强努力、集中注意和对学习的立即准备来影响学习活动。就同一个体而言，根据耶克斯-多德森定律，学习动机的强度（即个体的激奋水平）与学习效率之间是一种曲线关系，激奋水平太高或太低，都不能引起最佳的大脑皮质工作状态，从而不能获得最好的学习绩效。心理学研究还表明，动机的最佳强度水平会随任务（课题）难度的增加而降低。

按照马斯洛的需要层次理论，需要层次越低，力量越强大，动机强度也越高。这也就是为什么那些为了奖励、逃避惩罚或者为了谋生而学习的人，总是热衷于较容易的题目，见了难题总是选择逃避，因为他们的学习动机来自较低的需要。由此可见，动机强度太高，不适于解决难题。学习活动需要学习动机，但困难的课题、宏大的学习任务，需要的是来自人的高级需要的学习动机，这样的动机尽管强度不高，但却持久、深刻。有了这样的学习动机，学习者就能够内心沉静、神思专注，忍受甚至忘记艰难困苦，奋进于无垠无际的学海之中。

三、学习动机影响因素

学习动机受多种因素的影响。研究表明：学习者的认知定势、学习活动与学习任务的特点、目标结构和课堂环境等因素，对学生的学习动机具有直接作用。

（一）学习者的认知定势

学习者的认知定势主要指学习者的认知倾向性，如有关自己能力的看法、评价；对有可能形成影响最终学习结构的一些因素的看法、习惯性的归因方式；分析任务或估计任务难度是惯用的思维方式等。这些认知定势与个体的期望相互影响，进而决定了个体的学习动机。

1.个体的能力观

德维克（Dweck）等学者认为，个体如何看待能力是其学习动机的决定因素之一。一般来说，较典型的能力观有两种：一种认为个体的能力或聪明程度是随着不断地学习而发展变化的，认为通过刻苦学习与努力可以改善能力；另一种认为个体的能力或智力是一种稳定不变的特质。前者即能力或智力的增长观，后者即实体观。

不同的能力观往往决定了个体选择不同的目标。认为能力是可以提高和改善的个体，易选择那些能提高能力的任务。而认为能力是固定不变的个体，则选择那种能保护对其能力的积极评判或避免消极评判的任务。我们认为，较为合理的观点应该是对两种观念的整合，既要认识到当前能力的相对差异，也要注重能力的发展。

在学习情境中，我们发现有些学生对能力产生一种误解，他们认为高能就是有充分的知识、技能来快速解决困难的能力，认为努力是不必要的。也就是说，若通过付出很大的努力而克服困难，学生就会怀疑自己的能力。大量研究表明，易受挫的学生更易将成功归因于努力或运气，而不是能力。

2.学习或解决问题的思维方式

研究表明，个体在分析和解决目前的问题或遇到的困难时，具有何种思维方式经常影响着其能否产生高而稳定的学习期望，因为期望的产生与个体对问题及条件等因素的分析、归因有一定的关系。

归因是期望与学习行为改变的中介，如果个体总是倾向于将失败归因于能力的缺乏，这将会导致期望水平的降低、学习活动坚持性的降低、遇到困难时行为易受阻等。相反，如果个体倾向于将失败归因于努力不够、使用错误策略或运气不佳等因素，这将有助于维持较高的期望水平。

基于这一理论，在学习情境中应注意以下几方面：

（1）应该关注于教授学生形成系统的问题解决策略。教材中问题的设计应本着“生疑—思疑—释疑”的教学需要，为学生提供系统的问题解答策略。

（2）鼓励学生掌握策略，在困难情境中思考、应用策略，从而提高解决问题的效率和自信心。

（3）改变学生的不良认知定势，即从学生的能力观、思维方式、归因习惯等入手，强调学习动机中的基本认知过程。通过关注这些认知变量，可以为培养学生的学习能力、提高其自信心提供条件。

（二）学习活动与学习任务的特点

学习动机的变化与个体所要完成的学习任务以及相应学习活动的特点有着密切的联系。

1.学习任务的难易程度

研究表明，过难或过易的学习任务都无助于学习动机的产生。对个体而言，中等难度的任务是一个良好的问题情境，它具有一定的挑战性，学生通过努力可完成任务，并证明自己的能力，进而提高自我效能感。如果任务难度是逐渐提高的，而学生又能逐步加以解决，这对于增强学生的自我效能感尤为重要。例如，教材内容选择的深与浅，教材内容编排是否按一定的难度逐步提高，这些对学生学习动机的形成有较大影响。

2.学习任务的有趣性和新颖性

研究表明，个体对有兴趣的内容会给予更多的关注。而许多学习较差的学生往往觉得学习的内容是非常枯燥的。因此，通过改进学习内容和学习材料的编排形式来提高学生学习兴趣，应是教材改革重点关注的问题。美国学者安德森（Anderson）及其同事研究发现，学习者对有趣的句子的记忆优于无趣的句子，且兴趣的效应比句子的可读性的效应更明显。对兴趣效应起作用的机制进行分析研究表明，越是有兴趣的材料越容易引起兴趣，使学生花更多的时间阅读有兴趣的教材内容，被内容吸引而不关注外在的信息或刺激。简言之，兴趣影响着个体的注意，进而直接影响着学习过程和学习效果。为此，安德森等人于 1987 年提出了怎样使学习材料更有趣的建议：含有一些使读者易于识别和接受的人物，如在性别、年龄、种族、信仰、职务等方面与读者相似的人物；在可能的情况下设置一些新奇的关系；学习内容与学生的生活事件有关等。提高学习材料的趣味性、新颖性、不确定性可以激发学生的学习动机。因此，通过变换教材的格式、体例，采用图文并茂的版式设计，叙述中增加设问，以及通过设趣、激趣、诱趣和扩趣等写作手段，可以激发学生对教材的学习动机并提高其学习兴趣。

3.学习任务的呈现方式

相同的内容以不同的方式呈现，会使学生产生不同的学习动机。布洛菲（Brophy）认为，一般化的泛泛的或平铺直叙的论述不能使学生产生学习兴趣；相反，如果教材能从学生的切身体验或经历出发引入学习内容，并采用通俗易懂的语言进行描述，则可使学生主动地参与学习。皮亚杰等认为认知冲突在认知发展中起非常重要的作用，认知冲突可有效地促使个体从事智力活动。在科学教育中，应用认知冲突来激发学生进行学业参与的兴趣具有明显效果。日常的非科学概念与正规的科学概念相矛盾、冲突，通过对比、讨论等手段，可以使学生产生求知欲，进而达到对所学知识的深层次理解。

（三）学习目标结构

学生的学习动机与课程教材所设定的目标结构有一定的关系。美国心理学家奈特（Knight）和瑞莫斯（Remmers）通过实验发现，如果被试能认清学习目标，那么就会产生强烈的学习动机。若学生搞不清楚他们要做什么，学习目标盲目，则学习动机和兴趣都处于较低水平。“明确的目标”是指目标要具体，而且学习者能够理解它的意义；学习者明确了学习目标的价值和意义，学习目标的诱因性将大大加强。

研究还表明：让学生及时了解自己的学习结果（即反馈），可以加强其进一步学习的动机。在传统的知识本位体系中，课程教材的目标结构强调的是学科体系的完整性、系统性，教材结构基本是学术专著式的，学习目标显得笼统而抽象，学习内容较为晦涩枯燥，学习反馈不及时，因此很难激发学生的学习动机。能力本位体系中，由于目标结构的变化，使课程结构和教材结构均发生了巨大变化，而这种变化可以较好地激发学生的学习动机。例如，从培养学生的职业能力和全面素质出发，教材从学术结构转变为模块式的能力、素质结构，并且在每一模块（章节）的开始部分，都对学习内容提出能力、素质目标要求，在叙述过程中增加案例，以使学习内容紧密结合实际，每个技能学习结束均给出评价标准，学生可以随时对自己的学习进行评价，使反馈更加及时，这样将大大提高学生的学习兴趣和动机。

第三节　学习的过程

学生的学习过程，是其素质和能力的形成过程。而素质和能力的形成是通过知识学习、态度（品性）养成、技能训练及其迁移、整合与类化过程形成的。

我们这里从知识、态度（品性）、技能三个基本要素的学习过程入手来探讨学习的一般过程。

一、知识的学习过程

（一）知识及其分类

皮连生认为，知识是“个体通过与其环境相互作用后获得的信息及其组织”。个体完成某些工作任务，必须具有相应的知识，而且人一旦掌握了某种知识，知识就会参与有关活动的调节，指导人的实践活动。所以说，知识是活动的自我调节机制中不可缺少的构成要素之一。而能力作为个体心理特征，对活动的进程及方式起稳定、调节与控制作用，是系统化、概括化的个体经验。因此，知识也是能力基本结构中不可缺少的组成部分。能力的形成、发展与知识的获得和积累是分不开的。

根据知识的不同表述形式，人们常常将知识分为陈述性知识和程序性知识。前者用于说明事物是什么、怎么样、为什么等问题，如描述某种事实，陈述某种观点、信仰等；后者主要指做什么、怎么做的知识，是一种实践性知识，该类知识也称为操作性知识。

（二）知识学习阶段

知识的学习主要是指知识的掌握。知识的掌握是知识传递系统中，个体通过领会、巩固与应用三个环节来接受和占有知识，在头脑中形成相应的认识结构的过程。以此为依据，结合教学实践，人们一般把学习划分为习得、巩固和转化、迁移和应用三个阶段。

1.习得阶段

由于对学习目标的期望，学习者处于一定的激起状态，随时准备吸收新知识。在学习目标的指引下，学习者有选择地接受新的信息，并与原有知识相互作用，形成联系，被储存下来。在学习的第一阶段，所有的知识都是陈述性的，对于程序性知识来说，习得的是它的前身，即程序性知识的陈述形式。

2.巩固和转化阶段

在此阶段，新知识有两种发展方向：一部分知识贮存下来，通过适当的复习，这部分知识将形成知识结构的新的有机组成部分，有的甚至能改变原有的知识结构，而得到巩固。另一部分知识经过各种变式练习，转化为程序性知识。复习是知识得以巩固和知识由第一阶段的陈述性形式向第二阶段的程序性形式转化的重要条件。知识如果不经过巩固和转化，则会被剥离出去，造成遗忘。

3.迁移和应用阶段

在知识的应用阶段，不同类型的知识被用来解决不同的问题。陈述性知识被提取出来，用来解决“是什么”一类的问题。程序性知识被提取出来，用来解决“怎么办”的问题。陈述性知识的提取是一个有意识的依据线索的提取过程，对外办事的程序性知识的提取往往是一个快速、自动化的激活过程。

上述知识学习的三个阶段是学习者的内心活动过程，它需要外在教学手段的诱发。在学习的第一阶段，两类知识尚未分化，是新材料习得意义阶段，教学设计的关键是吸引学生的注意，激活学生的原有知识。在知识学习的第二阶段，陈述性知识要进一步巩固新的意义并使之与原有知识进一步分化。这时教师应指导学生复习，教给学生有效的复习和记忆策略。而对程序性知识来说，这一阶段要完成由陈述性知识向办事技能转变的任务。因此，教师应精心设计多种变式练习，促使学生练习，并及时对练习结果提供反馈和纠正。在知识学习的第三阶段，对学习者而言，是知识的迁移和运用，对教学过程而言，是进行学习结果的测量和评价。由于陈述性知识解决“是什么”的问题，程序性知识解决“怎么办”的问题，教师应当针对不同类型的知识，采取不同的行为指标，设计不同的问题情境，以获得真实可靠的评价结果。

（三）影响知识学习的因素

知识学习过程中受到许多因素的影响，知识学习的不同阶段起关键作用的条件也是有所不同的。但就知识学习整体而言，受到一些基本条件的制约。

1.学习的主动性积极性

学习的主动性和积极性直接影响着知识的学习，制约着知识学习的方向与水平。积极、主动地参与学习过程之中，有利于学习者设置恰当的学习目标，进行有意义的学习，而不是机械地学习；也有利于学习者自己主动探索掌握知识的最佳方法，寻找解决问题的最佳途径，即使遇到困难也能正确对待，并坚持下去。主动性、积极性影响着学习的始终，对个体所能达到的最终水平有潜在的影响。如果缺乏必要的学习主动性、积极性，个体仅是被动地、机械地应付外界的要求，不可能真正地投入到知识学习中去。即使完成了学习任务，也无乐趣可言，对将来的学习的促进作用极小。在教学中，应采取措施培养和激发学生的主动性、积极性，通过设置恰当的学习目标，创设问题情境，提高学习材料的新颖性、有趣性，适当地更新教学方式与方法等手段，来提高学习者的学习兴趣，激发其求知欲。通过积极、及时的反馈，适当的奖励与表扬等，使学生体验到学习的乐趣。通过正确的引导，培养学生学习的自觉性，逐渐地由兴趣、乐趣转为志趣。

2.原有的知识准备

大部分新知识的学习都是在原有知识结构的基础上进行的，原有的知识结构为新知识的学习提供了背景与起点，并参与到新的学习中，影响着新的知识结构的构建。原有知识结构的特征影响着新知识获得的水平，它可以提高知识的检索效率，加强上下知识节点之间的联系，以免知识僵化，还可以节省工作记忆的空间，有助于提高迁移的意识性。

3.心智技能

心智技能是通过学习而形成的合法则的心智活动方式。目前研究较多的学习策略、认识策略以及元认知策略都可以视为心智技能（阅读、运算、记忆、观察、分析），它是影响知识学习的一个非常重要的因素。知识的学习是通过一系列的心智动作完成的，心智动作是获得知识的最直接的基础。心智技能又是由合法则的心智动作组成的，它调节着心智动作，直接影响着知识掌握的整个过程。有关这方面的内容，我们将在后面“技能的学习”一节中作进一步分析。

4.教材结构

教材即学习材料，是学习活动的客体，科学的教材应体现学习知识的内在规律，并成为构建学生的良好知识结构的手段。学习者的知识体系主要是由教材结构转化来的，科学的教材结构可以促进学习者的知识结构的构建。教材作为一种外部因素，制约着知识结构的形成水平。

二、技能的形成过程

（一）技能及其分类

姚梅林认为，技能是通过学习而形成的合法则的活动方式，它是在一定生理条件的基础上，在心理活动支配下，按某种要求，通过反复练习形成，并通过人的外在的比较固定的活动方式表现出来的，可视可辨，人们通过仿效、学习可以掌握技能。如计算机操作技能、阅读技能、语言表达技能、驾驶机动车等。

技能的学习要以程序性知识的掌握为前提，一般通过感性认识（看或听）、模仿（学习）、练习反馈等过程由不会到会再到熟练，从而达到自动化式的定型。一般情况下，熟练的自动化式定型的技能具有流畅性、迅速性、经济性、同时性和适应性等特点。

技能一般可分为两类：即操作技能和心智技能。操作技能又叫运动技能或动作技能。日常工作和生活中的许多技能都是操作技能。如各种运动项目中的运动技能，医务监督中的量血压、测脉搏、测肺活量，体育竞赛中的划场地、量成绩等。心智技能也称智力技能、认知技能，是通过学习而形成的合法则的心智活动方式。阅读技能、运算技能、记忆技能等都是常见的心智技能。

（二）操作技能的学习

1.操作技能的学习过程

操作技能的学习可分为操作的定向、操作的模仿、操作的整合和操作的熟练等四个阶段。

（1）操作的定向阶段

操作的定向即了解操作活动的结构，在头脑中建立起操作活动的定向映象的过程。虽然操作技能表现为一系列的操作活动，但学习者最初必须了解做什么、怎么做，即首先要掌握程序性知识。程序性知识不同于操作技能，前者形成的是操作活动的定向映象，后者是实际的操作活动方式。所形成的操作活动的定向映象应包括两个方面：一是操作活动的结构要素及其关系，即有哪些要素构成某一操作活动，各动作要素间的关系和顺序如何；二是活动的方式，即操作的轨迹、方向、幅度、力量、速度、频率、动作衔接等。学习者了解这些信息，可以在头脑中建立相应的心理表征，即起到定向作用的心理映象。有了这种定向映象，学习者在实际操作时就可以受到该映象的调节，知道做什么、怎么做。操作定向是操作技能形成过程中的一个重要环节，准确的定向映象可以有效地调节实际的操作活动，缺乏定向映象的操作活动经常是盲目尝试，效率低下。因此，不应忽视该环节在操作技能形成过程中的作用。

（2）操作的模仿阶段

操作的模仿即实际再现出特定的动作方式或行为模式，实质是将头脑中形成的定向映象以外显的实际动作表现出来。因此，模仿是在定向的基础上进行的，缺乏定向映象的模仿是机械的模仿。操作技能最终表现为一系列的合法则的操作活动方式，仅在头脑中了解这种活动结构及其执行方式是不够的，如果没有实际的操作，那始终是纸上谈兵，不可能形成动觉体验，也不可能形成操作技能。通过模仿，个体可以检验已形成的动作定向映象，使之更完善、更巩固，有助于定向映象在形成过程中发挥更有效的作用。此外，通过模仿，还可以加强个体的动觉感受，动觉是一种反映身体各部分运动和姿势的内部感觉，它在操作技能形成中可以调节、控制动作的进行，是非常重要的一种控制机制。通过模仿，个体可以获得初步的动觉体验，有利于准确的动觉体验的产生。

在模仿阶段，动作的主要特点有：①动作品质方面，动作的稳定性、准确性和灵活性较差，这主要是由于学习者尚未建立起稳定的、清晰的内部调节系统，该内部系统主要以动作映象与动觉体验为主。②动作结构方面，动作结构主要表现在各动作要素之间的协调性上，在模仿阶段，动作要素间不协调，互相干扰，相互衔接不连贯，经常出现顾此失彼的现象，并且有多余动作产生。③动作控制方面，主要靠视觉控制，动觉控制水平较低，不能主动发现错误与纠正错误，表现为顾此失彼。④动作效能方面，完成某一操作的效能较低，表现在用较长的时间、花费较大的体力与精力来从事某项活动，在该阶段，完成一个动作往往比标准速度要慢，个体经常感到疲劳、紧张。

（3）操作的整合阶段

操作整合即把模仿阶段习得的动作固定下来，并使各动作成分相互结合，成为定型的、一体化的动作。由于学习者在模仿阶段只是初步再现，作出定向阶段所提供的动作方式或模式，故动作整体水平较低。通过整合，一方面动作水平得以提高，动作结构趋于合理、协调，动作的初步概括化得以实现；另一方面，个体对动作的有效控制逐步增强。因此，整合是操作技能形成过程中的关键环节，它是从模仿到熟练的一个过渡阶段，也为熟练的活动方式的形成打下基础。

（4）操作的熟练阶段

操作的熟练是操作技能最后形成的阶段，是由于操作活动方式的概括化、系统化而实现的。操作的熟练既是技能形成中的一个重要阶段，也是由操作技能转化为能力的关键环节。在操作熟练阶段，动作的特点实际上体现了操作技能的关键特征。①动作的灵活性、稳定性和准确性；②动作的连贯性、流畅性和协调性；③动作的控制性增强，能准确地觉察到外界环境的变化并调整动作方式。④紧张感、疲劳感降至最低，可以同时有效地从事两种或多种活动。

操作技能学习的四阶段理论，根据操作技能形成过程中的动作的质的差异划分学习阶段，弥补了传统的学习阶段跨度大的不足，有助于加速操作技能的形成。

2.影响操作技能形成的因素

从严格意义上讲，不同的操作技能的学习阶段所需要的最佳条件是不同的，应分别探讨。但在技能形成过程中也存在着一些共同的影响因素，如示范与讲解、练习、反馈、操作性向等。下面就对这些一般的影响因素进行分析。

（1）示范、讲解

示范、讲解在操作技能形成过程中是不可缺少的，准确的示范与讲解有利于形成准确的定向映象，进而在实际操作活动中可以调节动作的执行。示范的有效性取决于许多因素，如示范者自身的某些特征、示范的准确性、何时给予示范等。

首先，示范者的身份对学生学习的效果有一定影响。研究发现，当观察熟练的教师的示范操作时，学生的学习效果最好；而观察不熟练的同伴的示范和观察不熟练的教师的示范相比，学生在前面一种情况下的学习效果优于后者。另外，无论是何种身份的示范者，对技能学习的影响都要视示范者的技能水平而定。在某些情况下，示范者的身份可能影响学习者的技能掌握，其主要原因有两方面，一是身份较高的示范者可能引起观察者对其示范的更多的关注，进而有可能影响着从示范中所获取的信息；二是高身份者可能促进观察者产生较高的动机，使观察者渴望达到示范者所演示的那种水平。

无论是何种身份的示范者，其关键在于能否准确地示范要学习的技能，示范的准确性是影响操作技能学习的直接决定因素。因为学习者通过观察示范动作而加以模仿，错误的示范直接导致错误的模仿，这在技能学习的初级阶段是非常重要的。

在实际进行技能操作之前，让学生观察示范动作，这是一种较好的技能学习方式，这也表明操作技能学习过程中的定向环节是非常必要的。值得注意的是，除在技能学习的最初阶段提供示范外，在技能学习的其他阶段也应根据需要来给予必要的示范，以进一步充实、矫正学者的定向映象。

言语讲解在技能形成过程中也起到重要的作用，对于某种技能学习而言，给予言语讲解比给予视觉示范更能产生较好的学习效果。事实上，言语讲解与视觉示范在技能形成过程中的作用是不能抹杀的，二者作用的大小也很难区分。讲解与示范能否起作用，其关键在于它们是否提供了促进技能形成的重要信息。为此，如何讲解与示范才能有效提供重要的关键信息是必须注意的问题。首先，示范与讲解要结合。二者的结合可以加强两种信号系统的协调，有利于准确的、稳定的定向映象的形成。当然，如何结合要视具体学习内容而定。如果强调操作的结构及其活动方式则应以示范为主、讲解为辅，讲解时提示观察要点。如果强调学习操作的法则与原理，则应以讲解为主、示范为辅，以示范印证讲解。其次，根据操作活动特点，多种示范方式相结合，以有效地提供关键信息。通过整体示范，可以使学习者了解操作活动的全貌；通过分解示范，可以突出重点，有助于学习者有效地观察。无论何种形式的示范、讲解，最关键的是要保证所提供、传递的信息是准确的。为了达到这种目的，可以借助图片、录像、幻灯、影片、计算机模拟等现代化的技术手段，使信息的呈现更准确、更方便、更易于接受。

（2）练习

大量的实验都证明，练习是各种操作技能形成所不可缺少的关键环节，通过大量的不同形式的练习，可以使个体掌握某种技能。在练习过程中，练习的量与练习的方式不同，所形成的操作技能的水平也有所不同。

首先，从练习量来看，过度学习是十分必要的。过度学习在操作技能形成中也指过度练习或过度训练，即实际练习时间超过达到某一操作标准所需的练习时间。过度学习对于操作技能的保持尤为关键。但值得注意的是，并非过度学习的量越大越好，学习量过大有时会导致相反的结果，使个体产生疲劳，没有兴趣，使错误动作定型化等。应用过度学习这种方法时，应注意下面几个问题：第一，要了解达到某一操作水平时所需的基本练习次数，在此基础上才能确立过度学习的次数。第二，过度学习的次数并非越多越好，究竟过度学习达到何种程度最佳，不同的研究所得到的结论并不一致，有人主张最保险的次数为100%。第三，对于那些只能在一个特定的时期进行练习，而此后又不马上操作的技能学习来讲，过度学习更为有效。这对于应用技术培训有重要意义。过度学习虽然重要，但其作用的发挥要取决于其他许多因素，单纯的过度学习对技能形成的作用是不明显的。

其次，采取何种练习方式也直接影响着操作技能的学习。练习方式有多种，根据练习时间分配的不同有集中练习与分散练习；根据练习内容的完整性的不同有整体练习与部分练习；根据练习途径的不同有模拟练习、实际练习与心理练习等。研究表明，对于一个连续性的操作任务而言，分散练习的效果优于集中练习；而对于不连贯的操作任务而言，集中练习的效果优于分散练习。当操作任务不太复杂且各动作成分的内在组织性较强时，使用整体练习可以产生较好的学习效果；当操作任务比较复杂且内在组织性较弱时，采用部分练习容易产生良好的学习效果。将实际练习与心理练习、模拟练习相结合，可以有效地促进技能的形成、保持与迁移。

（3）反馈

一般来讲，反馈来自两个方面：个体自身的感觉系统的感觉反馈和个体自身以外的人和事给予的结果知识的反馈。前者是个体通过自身的视觉、听觉、触觉、动觉等获取的反馈信息，尤其是动觉反馈信息最有代表性。后者是教师、教练、示范者、录像、计算机等外部信息源对学习者的操作结果及操作过程的反馈。毫无疑问，反馈在操作技能学习过程中的作用是非常关键的，其中结果知识反馈的作用尤为突出，还可以鼓励学习者努力改善其操作。

给予何种内容的反馈信息，关键要考虑该信息能否使学习者改善其错误动作，强化其正确的动作，还可以鼓励学习者在下一次操作中将注意力集中于要改善的某一个动作或某些动作上面。过多与过少的信息都不能有效地使学习者抓住关键问题进行解决。就反馈的方式而言，在学习的初期阶段，外部反馈作用较大，因为个体尚未建立准确的动态感受；在学习的中期和后期，应强调内部反馈的作用，以提高自我调节、控制的能力。

（4）操作性向

操作性向即个体操作某种活动所具备的生理与心理的素质，这些素质影响着个体操作技能形成的速度与质量。对于许多操作活动来说，都需要个体的肢体与心理参与，而个体的生理与心理特性必然影响着技能的学习过程。

（三）心智技能的学习

1.心智技能学习的三个阶段

（1）原型定向阶段

原型即事物的原样，心智活动具有观念性、内潜性和高度简缩性的特点，不易为人直接感知和把握。但心智活动也有其外化的物质原型，即实际的操作活动程序、实践模式。原型定向即了解这种实践模式，了解动作结构、各动作成分及其顺序等。该阶段个体主要是在头脑中形成程序性知识。

通过原型定向，个体在头脑中形成了有关活动方式的定向映象，而这种定向映象一旦建立，它就可以调节以后的实际心智活动，同时也是心智活动产生的基础。

（2）原型操作阶段

原型操作即把头脑中建立起来的动作程序以外显的方式付诸实施。在该阶段，活动方式是物质化的，即以外部语言、外显的动作，按照活动模式一步步执行。在操作的开始阶段，需要逐步展开，并不断变更活动对象，也就是说，练习者将心智活动的实践模式程序应用于多个问题的解决，以便为将来的内化提供基础。

个体在该阶段的活动是展开的、外显的，并经常借助于外部言语的引导和外部辅助手段，个体尚不能摆脱实践模式，而是依赖实践模式进行活动。

（3）原型内化阶段

即心智活动的实践模式向头脑内部转化，借助于内部言语，个体可以在头脑内部进行程序化的心智活动，而且能以非常简缩、快速的形式进行。

当面临某一问题时，个体不必以言语表述出活动程序的每一步骤，而是在头脑中运作这些步骤，动作不必一一展开，有些步骤可以交叉或同时进行。有时个体自身都难以意识到操作的每一步，但实际上确实是按照该活动程序进行的。在该阶段，个体摆脱了实践模式，但已经将实践模式内化为一种熟练的思维活动方式，突出表现为外显的言语活动明显减少。个体面临一个新任务，始终复述任务规则，但随着练习的不断进行，法则复述消失。这是内化的一个标志。

原则上讲，新的心智技能应经过上述三个阶段才能形成，但若构成心智技能的某些成分已为学习者所掌握，则可以利用迁移规律而不必机械重复上述三个阶段。

心智技能形成的三阶段理论对于揭示心智技能的实质及其形成规律是非常有益的，对于教学内容的选择、编排、教学活动的实施及其有效地培养心智技能具有重要的指导意义和启发意义。

2.影响心智技能形成的因素

心智技能的形成是一个非常复杂的过程，受到许多因素的影响。此处仅列举几个重要的因素进行论述。

（1）实践模式的确立与选择

心智技能的形成是由外部活动逐步内化的过程，心智活动是实践活动的反映，外部实践模式即心智活动的实际操作程序，它的确立直接决定着心智技能形成的难易和最终形成的水平。由于心智技能是内潜、简缩、自动进行的，所以通过外部观察难以把握和推断其整个过程，加之个体自身也难以准确意识到心智活动的进行，这为心智技能的实践模式的确立增加了难度。根据有关研究的实践经验，确立实践模式可以从两方面入手：一是分析专家或有效的学习者的口语报告、问卷调查等。许多专家在某一领域表现出非常熟练的心智技能活动，通过分析他们心智活动时的口语报告，可以获取各种信息，这种方法被广泛应用。二是应用心理模拟和活动分析的方法。心理模拟即用那种与人的心理功能具有相似的关键特征的物质系统来模拟人的心理活动，比如计算机就是经常用于模拟人类心理活动的一个物质系统。无论应用何种物质系统作为人类心理的模拟物，都必须通过活动分析才能使其发挥作用。活动分析即根据系统要完成的具体的功能来确定活动的结构、各动作成分的关系及执行方式。

通过上述两种途径所确立的心智活动模式应符合两个标准，一是实践标准，即该模式是否有效；二是理论标准，即有效性的原因分析。要达到这些标准，除了综合应用上面两种方法确立实践模式外，还应根据实际情况考虑模式的不同种类、不同层次的要求。

确立的实践模式不仅要有效、合理，还应该考虑可接受性，即学习者能否通过该模式形成心智技能。这就要求实践模式能够以外显的方式为学习者操作，应提供一套具体的可操作的实践程序，这是保证心智技能习得的前提条件。

（2）知识

技能的形成依赖于学习者所获得的知识。丰富的、组织良好的知识可以促进对新信息的加工，保证了技能的形成、发展与应用，同时也可以促进各种技能的整合，这为解决复杂的问题提供了前提。

脱离知识的学习而形成技能的捷径是不存在的。能否有效地应用心智技能去解决问题，这与个体所形成的知识结构有关。应用心智技能解决问题的能力受到知识发展程度的限制，脱离知识而教授技能是徒劳的。当然强调知识在技能形成中的作用并不否定技能对知识的影响，二者具有交互的作用。

（3）教学

在过去相当长的一段时间里，对心智技能的教学是欠缺的，这直接导致教学效率的低下，一种突出的表现就是学生不会学习。这也表明心智技能的形成不是自发的，更多的是在教学条件下习得的，教学对于心智技能的形成具有直接的作用，有效的教学可以使学习者形成有效的心智技能，使学生学会学习，促使学生成为自主而有能力的学习者。各种学习策略的教学在一定程度上有助于这一目的的实现。

长期以来，研究者们提出了多种学习策略、学习技能的教学方法，如直接教学、交互教学。有的研究者强调直接教授学习策略，即教师直接讲解学习策略中的所有成分，包括构成策略本身的各组成要素、元认知、有关的知识、动机等，并使策略模式化、程序化，学生练习这些策略并接受反馈。有的则强调交互式策略教学，即教学初期教师将学习策略模式化，然后由学生自己应用策略，学生同时扮演教师的角色去教授同伴学习策略，即进行责任转换。教师仅在必要的时候给予帮助。

此外，是专门教授技能、策略，还是结合某一学科的学习教授技能、策略，对这一问题也存在着不同的看法。有人认为专门、单独地教授某种技能、策略可以缩短教学时间，且有助于提高个体的一般思维能力，因而具有广泛的迁移性；但也有人认为，脱离具体的学科进行技能、策略教学，学习者在具体的学习过程中不易应用、迁移这些技能和策略，对实际的学习没有明显的改善，因此，应结合具体的学科来教授。这是一个两难的问题，许多技能和策略教学是脱离具体情境的，学生不能应用；但在某一课程内进行教学又难以广泛迁移。当然，导致不能迁移的原因有许多，如将技能、策略的学习与知识的学习割裂；技能、策略的学习过程不是一蹴而就的，短期内不易产生明显的效果，需要进行长期的训练；再者，只训练几种技能和策略，要产生整体的明显的改善也并非易事，需要有综合性的整体的训练计划。

有效的教学应该注意下面几点：①在某一时期内，只教授几种策略或技能并保证成功。很少有证据表明短时间内教授大量的策略与技能可以迅速改善学习者的学习能力。②在教授策略、技能的同时，也要教授元认知的有关内容，即告知学习者何时、何处、为何应用该策略、技能，同时要求对策略和技能的应用进行检查、监控。③维持学习动机，通过给予反馈、列举技能和策略的作用等实现。④提倡结合具体的学习课程进行教学。⑤注重策略、技能与知识间的交互作用。脱离知识的技能教学是不可能成功的。⑥无论是直接教学还是交互教学抑或其他的教学形式，都需要教师将策略和技能模式化、程序化。教师可以通过“大声思维”将使用策略和技能的过程外化出来。给学生提供必要的辅助线索、辅助手段，如记录策略的步骤和执行方式等内容的卡片。要求学生整合多种策略，以解决更复杂的任务。⑦策略、技能的教学是长期的、细致的，应始终成为教学的重要内容之一，尽可能地在课堂中创造应用策略与技能的情境，使学生能够掌握、概括并迁移所学的技能与策略。让学生在熟悉的环境中熟练应用习得的技能与策略，在不熟悉的环境中通过元认知迁移习得的技能与策略。

三、态度（品性）的形成过程

（一）态度及其内涵

心理学研究认为，态度是通过学习形成的影响个体行为选择的内部准备状态或反应的倾向性。它由认知成分、情感成分和行为成分构成。认知成分是个体对态度指向对象带有评价意义的观念和信念。不同个体的态度中所含认知成分不同，如有的人基于理性的思考，有的人则基于情感冲动；有的可能基于正确的信息，有的则可能基于错误的信息。态度的情感成分指伴随态度的认知成分而产生的情绪或情感。态度的行为倾向成分是指个体所表现出来的行为意图，即准备对特定对象做出的某种反应。

应用型高等教育中态度的含义更为宽泛一些，除一般意义的态度外，它还包括职业精神（敬业精神、创业精神）、职业信念、职业道德等。因此，应用型高等教育要特别注意学生职业态度方面的培养，以利于职业能力的形成。

（二）态度的形成过程

态度不是先天就有的，而是社会性学习的结果。在家庭、社会和学校等不同情境的作用下，通过他人的社会示范、指示或忠告，将社会的要求内化为学生自己的态度，并会在一定条件下产生迁移和改变。

20 世纪 60 年代，美国学者班杜拉提出了著名的社会学习理论，认为个体的态度形成是通过观察和模仿进行的。观察是指个体以旁观者的身份观察他人的行为表现，以形成个人的态度和行为方式；模仿则是仿照别人的态度和行为举止，使自己的态度和行为方式与被模仿者相同，以被模仿者为榜样。态度的形成和改变一般认为要经过顺从、认同和内化三个阶段。

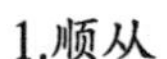

1.顺从

顺从是表面接受他人的意见或观点，在外显行为方面与他人一致，而在认识与情感上与他人不一致。在这种情况下，个人的态度受外部奖励与惩罚的影响。这种态度是由外在压力形成的，如果外在情景发生变化，态度也会随之变化。

2.认同

认同是在思想、情感和态度上主动接受他人的影响，比顺从深入一层。因此，认同不受外在压力的影响，而是主动接受他人或集体的影响。

3.内化

内化是指在思想观念上与他人的思想观点一致，将自己所认同的思想和自己原有的观点、信念融为一体，构成一个完整的价值体系。由于在内化过程中解决了各种价值的矛盾和冲突，当个人按自己内化的价值行动时，会感到愉快和满意；而当出现了与自己的价值标准相反的行动时，会感到内疚、不愉快。这时，稳定的态度（品德）便形成了。

（三）影响态度形成的因素

1.外部条件

外部条件是指学生自身以外的一切条件，包括家庭、社会、学校、班集体和同伴小集体等。

2.内部条件

影响态度形成的内部条件是指学生自身的各种因素，如智力、年龄、性别、教育程度以及其他各种心理因素。在各种内部条件中，心理因素是最重要的。心理因素一般包括：认知失调、认知不平衡、智力水平、教育程度和道德认知水平等。

（四）职业能力培养与态度培养

学校对学生职业能力的培养要与态度培养联系起来，进行职业分析、确定培养目标都应考虑态度因素。例如，许多学校在职业能力图表开发时，要根据能力分析结果，按照不同的能力需要给出所需的态度。这些态度涵盖着从事职业能力的多种行为能力，如敬业精神、职业信念、职业道德、创业精神、安全意识、环保意识、合作精神、积极的工作态度等。在学生职业态度的培养方面，学校应注意如下问题：

（1）教师以身作则，起到榜样的作用。

（2）建立良好的育人环境，形成良好的氛围，来培养学生良好的态度。

（3）开展丰富多彩的社会实践活动，使学生在实践中得到熏陶。

（4）加强实习、实训教学环节，使学生感受正确的职业态度。

四、知识、技能、态度（品性）的迁移、整合与类化

知识、技能、态度等的习得或会应用，并不等于已具备了职业能力。学生职业能力的形成和发展，必须参与特定的职业活动或模拟的职业情境，通过对已有的知识、技能、态度等的类化迁移，并得到特殊的发展与整合，才能形成素质和职业能力。

（一）迁移与整合的基本过程

学习迁移与训练迁移，是指一种学习对另一种学习的影响或习得的经验对完成其他活动的影响。迁移广泛存在于各种知识、技能和行为规范的学习之中。

迁移现象不仅存在于知识间、技能间、行为间，而且知识、技能、行为三者之间彼此也存在着迁移。如，学生掌握了某一领域的专业知识后，这也将促进他掌握这一领域的某种技能；有效的技能学习也促进个体获得更多的知识。对一些行为规范的理解将影响着个体与行为形成。所以，迁移表明了经验间的相互影响。通过迁移，各种经验得以沟通，经验结构得以整合，这便于形成综合的能力。

1.迁移的分类

迁移的类型不同，实现迁移的过程与条件也有所不同，因此，对迁移进行划分，有助于探明产生迁移的最佳途径。迁移可分为以下几种类型：

（1）正迁移、负迁移与零迁移

正迁移是指一种学习对另一种学习起到积极的促进作用。如阅读技能的

掌握有助于写作技能的形成。正迁移表现在个体对于新学习或解决某一问题具有积极的心理准备状态，从事某一活动所需的时间或练习次数减少，学习效率提高。

负迁移指两种学习之间相互干扰、阻碍。如体操中某些动作（如绷脚尖）的学习会干扰武术中一些动作（如勾脚尖）的学习，汉语拼音学习会干扰英语中的 48 个音标的学习。负迁移表现为产生僵化的思维方式，缺乏灵活性、变通性，使某种学习难以顺利进行，学习效率低下。

零迁移也称中性迁移，它指两种学习间不存在直接与相互影响，事实上，许多经验之间存在着多种直接或间接的关系，但由于多种原因，学习者未能感觉到经验间的内存联系，不能进行迁移，使某些经验处于惰性状态，表现为零迁移。这一现象应引起体育师范教育的高度重视。即教师在教学活动中，如何激活这一障碍点，是值得深入研究的问题。

（2）水平迁移与垂直迁移

水平迁移也称横向迁移，是指处于同一抽象和概括水平的经验之间的相互影响。如体操支撑跳跃踏跳、跳远踏跳、跳高踏跳中的踏跳等概念之间为逻辑关系并列的，学习时相互之间影响，即为水平迁移。垂直迁移是指处于不同对象、概括水平的经验之间的相互影响。它表现为两个方面：一是自下而上的迁移；二是自上而下的迁移。前者指下位的较低层次的经验影响着上位的较高层次的经验的学习，如对具体事例的理解有助于相关概念和原理的掌握。这对体育师范教育非常重要。后者指上位的较高层次的经验影响着下位的较低层次的经验的学习，如对“踏跳”这一概念的理解和掌握会对“跳远踏跳”“跳高踏跳”“体操支撑跳跃踏跳”等概念的学习产生影响。

（3）顺向迁移与逆向迁移

顺向迁移是指前面的学习影响后面的学习。逆向迁移是指后面的学习影响前面学习所形成的经验结构，使原有的经验结构发生一定的变化，如得到充实、修正、重组或重构等。

（4）一般迁移与具体迁移

一般迁移也称普通迁移，是将一种学习中习得的一般原理、方法、策略和态度再迁移到另一种学习中去。

具体迁移是一种学习中习得的、具体的、特殊的经验直接迁移到另一种学习中去，或经过某种要素的重新组合迁移到新情境中去。具体迁移对于系统掌握某一领域的知识是非常重要的。

（5）自迁移、近迁移与远迁移

个体将所学的知识、技能、经验、态度等迁移到结构特征与表面特征都基本相同的其他情境中时，属于自迁移。如果能迁移到表面特征、结构特征都相似的其他学习情境中，则属于近迁移。如果能迁移到表面特征不相似但结构特征相似的其他学习情境中，则为远迁移。

2.迁移的作用

迁移对于提高解决问题的能力具有直接的促进作用。要有效地解决某种问题，除需要一些基本的分析、综合、抽象、概括等思维活动外，还需要应用头脑中已有的经验。在学校情境中，大部分的问题解决是通过迁移来实现的，迁移是学生进行问题解决的一种具体体现。能否将原有的经验迁移到目前的问题情境中，这直接决定了能否解决问题。要提高学生解决问题的能力，就必须从迁移能力的培养入手。

迁移是习得的经验得以概括化、系统化的有效途径，是能力与品德形成的关键环节。学习的最终目的并不是将知识经验储存于头脑中，而是要应用于各种不同的实际情境中，形成职业能力，来解决现实工作中的各种问题。只有通过广泛的迁移，原有的经验才得以改造，才能够概括化、系统化，使原有的经验结构更为完善、充实，不断整合为稳定的心理调节机制，从而广泛、有效地调节个体的活动，解决实际问题。稳定心理调节机制的建立也就是能力与品德的心理结构的建立，迁移是习得的知识、技能与行为规范向能力与品德转化的关键。

应用有效的迁移原则，学习者可以在有限的时间内学得更快、更好，并在适当的情境中，主动、准确地应用原有经验，防止原有经验的惰性化。教育者可以应用迁移规律进行教学设计，在教材的选择、编排，教学方法的确定，教学活动的安排，教学成效的考核等方面，加快教学进程，提高教学效果。

3.整合

整合是经验的一体化现象，即通过概括，使新旧经验相互作用，从而形成在结构上一体化、系统化，在功能上能稳定调节活动的一个完整的心理系统。整合可通过三种方式实现，即：同化、顺应与重组。

同化是指不改变原有的认知结构，直接将原有的经验应用到本质特征相同的一类事物中去，以提示新事物的意义与作用。

顺应指将原有经验应用于新情境中时所发生的一种适应性变化，当已有经验结构不能将新事物纳入时，需调整原有的经验或对新旧经验加以概括，形成一种能包含新旧经验的更高一级的经验结构，以适应外界的变化。

重组指重新组合原有经验系统中某些构成要素或成分，调整各成分间的关系或建立新的联系，从而应用于新的情境。在重组过程中，基本经验成分不变，只是各成分间的结合关系进行了调整或重新组合。如体操、武术、跳水等操作技能中，许多不同成分的动作被组合成连续的整体动作，其中并无新成分的增加，而只是各部分动作的重新排列组合，却能给人以新意。结构重组在教学过程中非常重要。为了充分利用结构重组，教师在教学中要认真研究教材，挖掘教材内容之间的内在联系，找出教材中的基本成分或主干内容，合理安排教学程序。在学生熟练掌握基本教材内容之后，利用结构重组，实现经验增值性学习。这样就能利用最少的时间教给学生更多的知识与技能。

通过同化和顺应这两种整合方式，可促进新旧经验的概括化；通过重组，可促进经验的系统化。通过不断迁移，经验得到整合，经验系统得以逐步地概括化、系统化，发展成为类化的经验，即基本能力。整合与能力的关系如图 2-1 所示：

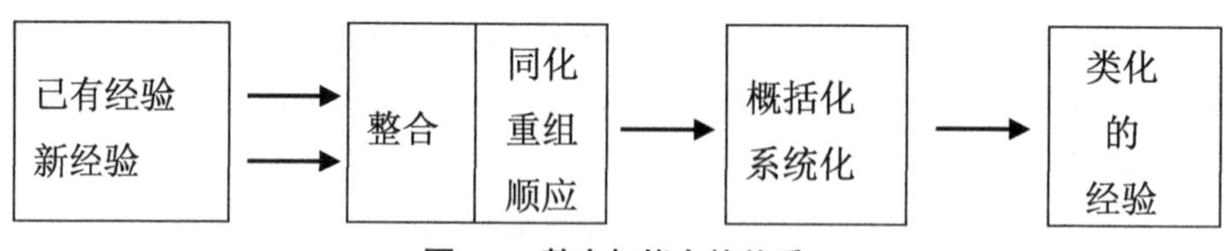

图 2-1　整合与能力的关系

（二）影响迁移与整合的基本因素

研究表明，迁移的产生不是自动的，而是受制于各种条件。对不同类型的迁移而言，起决定作用的影响因素是不同的。

1.学习材料相似性和学习目标与学习过程的相似性

迁移要通过对新旧学习中的经验进行分析、抽象、概括出共同的经验成分才能实现。因此，学习对象在客观上要有共同因素。事实表明，对象间共同因素的多少，决定着迁移的范围和迁移效果的大小。一般情况下，学习对象的共同因素越多，越容易产生正迁移。

2.原有认知结构

学习的迁移是一种学习中习得的经验对另一种学习的影响，也就是已有经验的具体化与新课题的类化过程或新、旧经验的协调过程。因此，原有认知结构或已有经验的概括水平，必然要影响到迁移的效果。所掌握的经验概括水平越低，迁移的范围就越小，效果也越差。反之，经验概括水平越高，迁移的可能性就越大，效果也越好。总之，概括的已有经验为正迁移的产生提供了最重要的先决条件，布鲁纳曾强调原理和态度的迁移，认为所掌握的内容越基本、越概括，则对新情况、新问题的适应性就越广，也就越能产生广泛的迁移。因此，他主张要掌握每门学科的基本原理、基本概念，即掌握该门学科的概括水平较高的经验。

3.迁移的认知技能

迁移过程是通过复杂的认知活动实现的，因此认知技能，即合法则的认知活动方式是否掌握及其掌握水平，就会影响迁移的实现。有时学习对象具有共同因素，已有知识的概括水平也比较高，但学习者对新的学习内容却仍然不能产生迁移。这是由于尽管他掌握了一定的知识或技术，但对认知活动中动作执行的控制仍然没有掌握，不会在应用知识时控制动作系列的执行顺序，以及对每个动作对象及变化进行合理的处理，也就是没有掌握解决这些问题的认知技能。因此，教师在教学中，要在让学生掌握知识的同时，教会学生解决问题的认知技能，以促进迁移的实现。

4.学习的心向与定势

定势，也叫“心向”，指的是先于一定活动而指向一定活动的一种动力准备状态。定势是在连续活动中发生的。在持续的活动中，前面的活动经验为后面的活动形成一种准备状态。如练习体操熟练后，做武术正踢腿时，脚尖仍绷平。定势是指向一定活动的动力因素，它使人倾向于在认识方面或外显行为方面以一种特定的方式进行反应。定势本身是在一定的活动基础之上形成的，它实际上是关于活动方向选择方面的一种倾向。这种倾向性本身是一种活动经验。

对于迁移来说，定势的影响有促进作用和阻碍作用两种。当后面的作业是前面作业的同类课题时，定势能使定势反应更加容易实现，并且抑制与其竞争的反应倾向，对后来课题的学习起促进作用。当要学习的作业与先前的作业不是同类或者是需要灵活变通的相似作业时，定势就可能干扰后来作业的学习，对迁移起阻碍作用。

根据定势对迁移影响的双重性，要求人们必须注意建立哪一种定势。在教学实践中，既要考虑所学课题与原有经验的同一性，利用积极的定势帮助学生迅速掌握解决一类课题的方法，同时又要变化课题，以帮助学生具体问题具体分析，防止定势的干扰。

另外，除上述因素以外，诸如年龄、智力、学习者的态度、教学指导、外界的提示与帮助等都在不同程度上影响着迁移的产生。

（三）教学要求

为了实现知识、技能、态度等有效的迁移与整合，在实际教学中，可以从以下几个方面着手应用迁移规律，同时也促进迁移的真正实现。

1.精选教材

要想使学生在有限的时间内掌握大量的有用的知识、技能等，教学内容就必须精选。应选择那些具有广泛迁移价值的科学成果作为教材的基本内容，而每一门学科中的基本的知识（如基本概念、基本原理）、技能和行为规范具有广泛的适应性，其迁移价值较大。在选择这些基本的经验作为教材内容的同时，还必须包括基本的、典型的事实材料，脱离事实材料空谈概念、原理则是空洞的、无生命力的，也无法迁移。大量的实验都证明，在教授概念原理等基本知识的同时，配有典型代表性的事例，并阐明概念、原理的适用条件，有助于迁移的产生。

2.合理编排教学内容

精选的教材只有通过合理的编排才能充分发挥其迁移的效能，否则迁移效果小，甚至阻碍迁移的产生。

合理编排教材的原则是使教材达到结构化、一体化、网络化。结构化是指教材内容的各构成要素具有科学的、合理的逻辑联系，能体现事物的各种内在关系。由于能力本位教学模式的教学内容是以职业能力为轴心的新的教材体系，因此在结构化方面，尤其要注意其科学性、合理性。一体化指教材的各构成要素能整合为具有内在联系的有机整体。为此，既要防止教材中各要素之间的相互割裂、支离破碎，又要防止相互干扰或机械重复。网络化是一体化的引申，指教材各要素之间上下左右、纵横交叉联系，要突出各种基本经验的联结点、联结线，这既有助于了解原有学习中存在的断裂带及断裂点，也有助于预测以后学习的发展带、发展点，为迁移的产生提供直接的支撑。

3.合理安排教学程序

合理编排的教学内容是通过合理的教学程序得以体现、实施的，教学程序是使有效的教材发挥功效的最直接的环节。无论是客观的整体的教学规划，还是微观的每一节课的教学活动，都应体现迁移与整合规律。先教（学）什么，后教（学）什么，处理好教与学的先后次序是非常必要的。否则教学效率受到影响，教师教起来不顺，学生学起来吃力，不易把握所学内容的内在联系，这直接影响着认知结构的构建。在宏观上，教学中应将基本的知识、技能和态度作为教学的主干结构，并依此进行教学。在微观上，应注重学习目标与学习过程的相似性，或有意识地沟通具有相似性的学习。

4.教授学习策略、提高迁移意识性

授之以鱼，不如授之以渔。这意味着仅教给学生组织良好的信息是不够的，还必须使学生了解在什么条件下，如何迁移所学内容，迁移的有效性如何等，即让学生学会学习。因此，掌握必要的学习策略及认知策略是达到这一目标的有效手段。许多研究证明，学习策略及元认知策略具有广泛的迁移性，同时它们又能提高学习者的迁移的意识性。结合实际课程的教学来教授有关的学习策略和元认知策略，这不仅可以促进对所学内容的掌握，而且可以改善学生的学习能力，使学生学会学习，提高迁移的意识性，从根本上促进迁移的产生。

5.建立模拟的职业环境

职业能力的形成，有赖于学生置身于“真实”的职业环境中。由于学校教育的特殊性，建立模拟的职业环境来培养学生的职业能力是可行的。通过模拟职业环境可以使学生形成明确的职业意识，培养合作与共事能力，并能使学生熟练掌握职业所要求的主要的知识、技能、态度和关键能力。

6.参与真实的职业活动（实习、实训）

模拟的职业环境和真实的职业活动还有一定的距离，因为真实的职业活动中会出现各种各样、较为复杂的情况；且学生的心理状态与模拟环境也有较大改变。因此，真正的职业能力的形成，必须是在工作现场真实的职业活动中，通过实践才能形成的。因此定期到现场实习、实训是必需的。

第三章　应用型高等教育教学理论

教学理论作为一个独立的研究领域，在 17 世纪就已经出现了。但教学研究科学化进程的长足发展还是在 20 世纪。20 世纪是科学的世纪，在科学的世纪里，世间的一切都被深深地打上科学的烙印。如果说 20 世纪以前的教学论的研究重心，主要是宏观的教学哲学层面上的问题，那么当教学论在 20 世纪进入科学化时期后，其研究的重心就不再只是宏观的哲学层面的问题，还包括了“教学设计”这样的微观问题，出现了认知取向、行为取向和人格取向三种基本的教学设计模式。作为能力本位教育的应用型高等教育，应选用哪种教学设计模式呢？要回答这个问题，前提是确立应用型高等教育的教学观。教学观是建立在科学的学习观基础之上的。应用型高等教育的学习观认为：学习的本质是学生心理结构的构建。因此，应用型高等教育教学模式设计应该以心理结构为取向，解决好教学目标确定、教学过程设计和教学组织设计等三方面的问题。这些基本问题的解决，将使应用型高等教育的教学观得到落实。

第一节　教学目标确定

一、教学目标及其功能

（一）教学目标

在我国教育界的专业术语中，“教学目标”的使用比较混乱，容易与教育目的、培养目标和课程目标相混淆。因此，在这里有必要先对教育目的、培养目标、课程目标和教学目标四者之间的联系及区别进行明确。

教学目的是“一定社会培养人的总要求。是根据不同社会的政治、经济、文化、科学、技术发展的要求和受教育者身心发展的状况确定的。它反映一定社会对受教育者的要求，是教育工作的出发点和最终目标，也是制定教育目标、确定教育内容、选择教育方法、评价教育效果的根本依据”。我国现行宪法规定：“国家培养青年、少年、儿童在品德、智力、体质等方面全面发展。”这是我国学校教育的目的。它普遍适用于各级各类学校，因而具有高度的概括性。

培养目标是对各级各类学校的具体培养要求。它是根据国家的教育目的和自己学校的性质及任务，对培养对象提出的特定要求。所以，教育目的与培养目标没有实质性的区别，只是概括性的程度不同。教育目的是整个国家各级各类学校必须遵守的统一的质量要求；培养目标则是某级或某类学校的具体要求。后者是前者的具体化。换句话说，培养目标要根据教育目的来制定，而教育目的只有通过各级各类学校的培养目标才能实现。因此，两者的关系可以说是一般与个别的关系，或整体与局部的关系。

课程目标是指导整个课程编制过程的最为关键的准则。确定课程目标，首先要明确课程目标与教育目的、培养目标的衔接关系，以便确保这些要求在课程中得到体现。其次要在对学生的特点、社会的需求、学科的发展等各个方面进行深入研究的基础上，才有可能确定行之有效的课程目标。课程目标有助于澄清课程编制者的意图，使各门课程不仅注意到学科的逻辑体系，而且还关注教师的教与学生的学，关注课程内容与社会需求的关系，以便最终形成学生合理的心理结构。

教学目标是课程目标的进一步具体化，是指导、实施和评价教学的基本依据。教学目标可以分为课程教学目标、单元教学目标、课时教学目标等不同层次。教学目标的确定要考虑教育目的、培养目标和课程目标，以确保这些要求在教学中得到体现。教学要分单元，单元教学目标必须体现教学目标。在单元教学目标里，要说明学习者完成本单元的学习任务后其自身心理结构的变化。课时教学目标是通过教学单位的课时教学后要达到的目标，它是教学目标中最具体和最具操作性的。

（二）教学目标的功能

1.定向功能

教学活动的开展首先要进行教学设计，而教学设计又要以教学目标为依据。应用型高等教育教学设计是为实现其教学目标服务的。因此，应用型高等教育教学目标是“的”，其教学实际是“矢”，只有确定明确的应用型高等教育教学目标，才能进行教学设计。在应用型高等教育的教学活动中，教师的教学行为是由教学目标支配的，学习者的心理结构构建亦是由教学目标来定向的。同样，教师的水平、学习者的状况、教学内容、教学方法、教学设施及空间因素的完整性、和谐性，以及教学活动展开的阶段与步骤的连贯性、有序性，也要以教学目标的实现为前提进行协调。

2.激励功能

应用型高等教育教学目标提供了教学对象的明确发展方向和预期发展结果，它是学习者学习的努力方向。况且应用型高等教育教学目标的制定，主要依据是职业岗位的要求和学习者身心发展的需要，当学习者具有清晰而明确的目标意识，并将其延伸到行为领域同行为相联系时，就形成动机。因此，教学目标制定后，可以激发学习者学习的积极性和学习动力，促使学习者产生强烈的学习渴望。当然，激励作用的大小主要取决于教学目标的设置是否适度，太高，可遇不可求，使学习者望而生畏；太低，学习者学习的潜能又难以发挥。只有教学目标高低适度，才能激发学习者的学习动机。

3.评价功能

教学目标一旦确定，是否达成既定目标，就成了测评应用型高等教育教学效果的尺度。教学效果的检测和评价，都是参照教学活动的既定目标进行的。因为教师的教学活动是紧紧围绕教学目标组织并开展的，教学目标在其中发挥了应有的作用，教学效果如何，以及是否达到预期发展结果，就成为进行教学活动评价的重要内容。但是，由于教学目标要在教学活动开展之前制定，为了更好地发挥其评价功能，教学目标必须合理、客观。否则，测评的效度、信度、难度和区分度都将失去合理的保障。可以这样讲，教学目标的制定为进行教学测评提供了衡量的尺度，而教学评价信息的反馈又为教学目标的确定提供了重要的参照。

教学目标是教学活动实施的方向和预期达成的效果，是一切教学活动的出发点和最终归宿，更是教学价值的具体体现。因此，对应用型高等教育教学目标的研究，应从其教学目标的价值取向入手，设计应用型高等教育教学目标及其结构。

二、教学目标结构的设计

应用型高等教育教学目标要承载个体发展、社会发展和职业发展的需要，体现个体发展、社会发展和职业发展的价值，需要多维指标来实现，必然形成结构化的应用型高等教育教学目标。

（一）方向性目标的设计

1.方向性目标的提出

多元智能理论研究提供了人的智能结构是不同的的科学依据，而不同智能结构在一定程度上决定着人们擅长于什么职业。因此，应用型高等教育教学应设定方向性目标。

2.方向性目标的结构

从个体分析职业生涯发展的成功，取决于个体智能结构与职业生涯发展的匹配度。因此，应用型高等教育教学的方向目标是智商、情商、财商、逆境商数、创业商数、创意商数、职业商数、领带影响力商数、机遇商数、成功商数、压力商数、健康商数、完美商数、人际/社会交往商数、学习商数、魅力商数、系统商数、判断商数、精神商数、发展商数、道德商数、胆气商数、心理商数、意志商数、灵感商数等的组合。

（二）层次性目标的设计

1.层次性目标的提出

从 20 世纪 80 年代末，北美的 CBE/DACUM 被引入我国职业教育以来，其中的 DACUM 方法（职业分析方法）被我国职业教育界所认识，并在我国职业教育教学改革中广泛应用。由于职业分析方法增强了教学目标的针对性，专业教学目标与职业岗位要求接轨，毕业生的职业能力明显增强，我国职业教育教学质量和教学效率明显提高。经过近 30 年的改革探索，职业分析方法也逐渐在应用型高等教育领域得到应用。如何培养一流应用型人才？发达国家的经验是：运用能力本位的教学目标，辅以优良的师资、较高的投入和企业的配合等。但是我国的应用型高等教育要培养出一流人才，却在师资质量、资金投入和校企合作等方面遇到了困难，虽然通过努力，师资和校企合作等问题能得到解决，但作为发展中国家，不可能做到通过大量训练培养出一流的应用型人才。我们需要找出一种代价小，又能培养出一流技能型人才的方法。层次性教学目标的提出，使应用型高等教育教学目标的针对性更强，不但知识、技能、态度、能力目标明确，而且职业要求的情感、思维、行为和语言目标也明确起来，将弥补我国应用型高等教育遇到的师资质量、资金投入和校企合作等方面的不足。

另外，应用型高等教育的教学价值追求的是一流应用型人才的培养。实际上，任何一类教育的追求都是培养精英。特别是随着现代农业、高端制造业和现代服务业的发展，对应用型人才提出了很高的要求，技能附加值也成数十倍增长。这时，如果应用型高等教育教学目标只停留在学生能干而不是能干到卓越和怎样才能干到卓越，就赶不上新时代的发展和产业发展的要求。面对激烈的国际竞争和我国经济发展方式的转变、产业结构调整升级的要求，应用型高等教育教学目标需定位在一流应用型人才的培养上。

2.层次性目标的结构

应用型高等教育教学的层次性目标，分为三个层次。第一层是知识、技能和态度目标；第二层是职业能力目标；第三层是职业特质目标。

（1）知识、技能和态度目标

知识是个体通过与其环境相互作用后获得的信息及其组织。知识分为陈述性知识和程序性知识。前者用于说明事物是什么、怎么样、为什么等问题，如描述某种事实，陈述某种观点、信仰等；后者主要回答做什么、怎么做的问题，是一种实践性知识，该类知识也称为操作性知识。因此，知识目标包括陈述性知识目标和程序性知识目标。

技能是通过学习而形成的合法则的活动方式。技能一般可分为两类：操作技能和心智技能。操作技能又叫运动技能或动作技能。因此，技能目标包括操作技能目标和心智技能目标。

态度是通过学习形成的影响个体行为选择的内部准备状态或反应的倾向性。它是由认知成分、情感成分和行为成分构成。认知成分是个体对态度指向对象带有评价意义的观念和信念。不同个体的态度中所含认知成分不同，如有的人基于理性的思考，有的人则基于情感冲动；有的可能基于正确的信息，有的则可能基于错误的信息。态度的情感成分是指伴随态度的认知成分而产生的情绪或情感。态度的行为倾向成分是指个体所表现出来的行为意图，即准备对特定对象做出的某种反应。应用型高等教育中态度的含义更为宽泛一些，除一般意义的态度外，它还包括职业精神（敬业精神、创业精神）、职业信念、职业道德等。

（2）职业能力目标

在心理学上，能力常常定义为直接影响活动效率，并使活动顺利完成的个性心理特征，是在知识学习、技能训练、态度养成后，通过完成任务形成的。所以，能力目标是比应用型高等教育教学第一层的知识、技能和态度目标更高层次的目标。在应用型高等教育的教学实践中，能力是指能够完成一项任务的能力。因此，能力目标一般用一项项完整的任务来描述。

（3）职业特质目标

调查发现，在从事不同职业的应用型人才中，那些卓越者之所以卓越，不是因为他知晓什么，也不是因为他能干什么，甚至也不是因为他具备了各种职业所要求的共同的职业素质，而是因为其把握了自己所从事职业的职业活动的价值所在，具备了与所从事职业相匹配的、特有的职业素质。这种从事不同职业所特有的职业素质就是特质，是能够将工作中成就卓越与成就一般的人区别开来的深层特征。职业特质表现在职业情感、职业思维、职业行为、职业语言等多个方面。由于职业特质只有通过多次完成职业任务才能形成，也是比职业能力更为稳定的个体心理特征，因此，职业特质目标是在职业能力目标之上形成的，是应用型高等教育教学的最高层次的目标。

三、教学目标确定的方法

（一）知识、技能、态度目标确定的方法

职业活动的开展需要相关的知识、技能，还需有端正的态度。因此，依据

职业活动图表，可以确定知识、技能和态度目标，如图 3-1 所示。

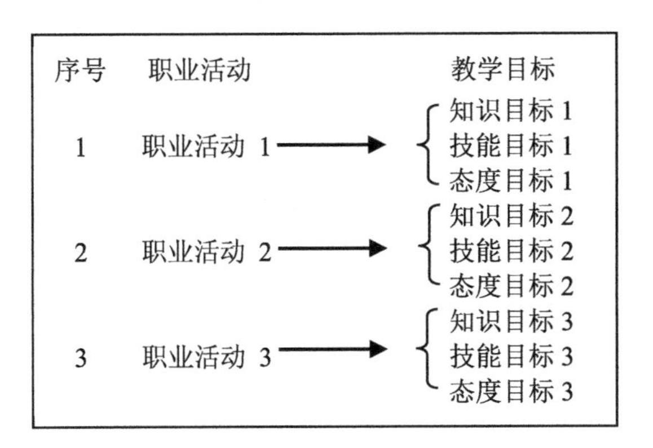

图 3-1　知识目标、技能目标、态度目标的确定示意图

（二）职业能力目标确定的方法

在众多的职业活动中，有些职业活动具有典型性。这些职业活动的能力，构成了职业能力目标。这样，可以依据职业活动图表，分析确定职业能力目标，如图 3-2 所示。

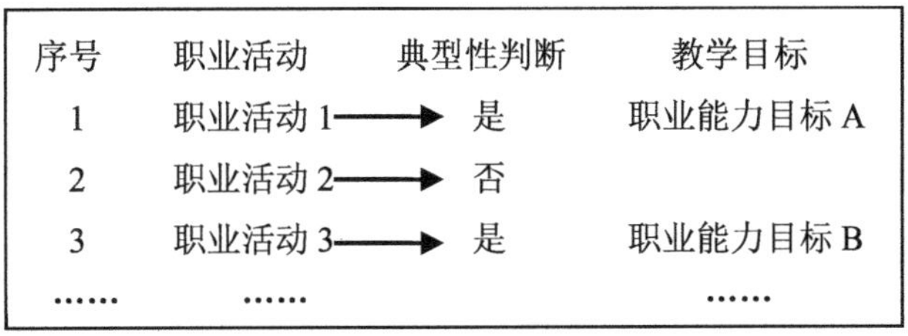

序号	职业活动	典型性判断	教学目标
1	职业活动 1 →	是	职业能力目标 A
2	职业活动 2 →	否	
3	职业活动 3 →	是	职业能力目标 B
……	……		……

图 3-2　职业能力目标确定示意图

（三）职业特质目标确定的方法

职业特质是职业精英所必备的职业素质，是在职业活动中表现出来的情感、思维、行为、语言等模式。可依据职业活动图表，进行情感模式、思维模式、行为模式和语言模式分析确定，如图 3-3 所示。

序号	职业活动	职业特质分析	教学目标
1	职业活动 1	情感模式分析 思维模式分析 行为模式分析 语言模式分析	情感目标 1 思维目标 1 行为目标 1 语言目标 1
2	职业活动 2	情感模式分析 思维模式分析 行为模式分析 语言模式分析	情感目标 2 思维目标 2 行为目标 2 语言目标 2
……	……	……	……

图 3-3　职业特质目标确定示意图

第二节　教学过程设计

应用型高等教育教学活动具有明确的目的、丰富的内容、复杂的对象、不同的形式、多样的方法、灵活的传媒、固定的时间以及影响教学活动的各种多变的因素。教学活动要在诸多因素影响下，取得满意的效果，优质高效地达到预定目标和完成预期任务，就需要对其进行全面细致的安排和精心巧妙的设计。因此，应用型高等教育教学设计就是指进行教学活动之前，根据教学目标的要求，遵循学习的规律，运用系统的方法，对参与教学活动的诸多要素进行的一种分析和策划的过程。简单地说，应用型高等教育教学设计是对教什么（课程、内容等）和怎么教（组织、方法、教学媒体的使用等）的一种操作方案。

一、从兴趣发展考察教学过程

爱因斯坦说："兴趣是最好的老师。"美国教育心理学家华尔特·科勒斯涅克指出："兴趣可以看作学习的原因，又是学习的结果。正像兴趣是过去学习的产物一样，兴趣也是促进今后学习的手段"。陶行知先生从自己丰富的教育经验出发，认为"学习有了兴趣，就肯用全部精神去做事，学与乐不可分"。由此可见，浓厚的兴趣会使个体产生积极的学习态度，推动他兴致勃勃地去进行学习。一个对某一学科产生强烈而稳定兴趣的学生，会把这门学科作为自己的主攻方向，并且在学习过程中能够自觉地克服困难，排除干扰。因此，根据学习动机形成发展规律来考察教学的一般过程是十分有意义的。

（一）设趣阶段

设趣是教师通过分析学生本身的个体需要或者可能的外部诱因，为学生的学习设定学习目标和创设新异的学习情境。初学者往往感到知识是抽象枯燥的，有时甚至会产生某种畏惧心理，带着这种心理去学习，个体将仅仅是被动地、机械地应付外界的要求，不可能真正地投入到知识学习中去。所以，教师应该通过设置恰当的学习目标，创设问题情境，消除学生的这种心理，提高学习者的学习兴趣。

（二）激趣阶段

在设趣的基础上，学生学习活动的发生还需要激趣。激趣是激发学生的好奇心和求知欲。学习心理学研究表明：好奇心和求知欲不仅可以成为学生学习的动力，甚至会产生具有重大意义的发明或发现，而求知欲不仅是学生走上科学之路的诱因，而且是促使学生进行创造性活动的主要动机。因此，在教学中，一方面教师要促使学生的好奇心尽快地向求知欲发展，最终通过激趣，培养学生良好的学习兴趣；另一方面教师也要珍惜学生的好奇心，增强求知欲，提高兴趣水平。

（三）诱趣阶段

学习是一个逐步深入、逐步达到学习目标的过程。诱趣就是诱发学生“生疑—思疑—释疑、再生疑—再思疑—再释疑”的螺旋式上升过程。通过诱趣，使学生逐步深化其学习，同时能较好地培养学生的问题意识。陶行知先生说：“发明千千万，起点在一问。”确实，发现创新都是由疑问开始的。在激发学生的好奇心和求知欲的基础上，教师在讲授过程中，要依靠对内容的精心组织、科学安排，使其对学生产生诱惑。针对教学重点、难点，采用恰当的教学方法，一环扣一环地提出问题，诱发学生“生疑—思疑—释疑”，不仅要学生有所知，更要有所思。学生每解决一个问题，就有一种战胜难点的兴奋，就会多一份自信。

（四）扩趣阶段

扩趣是引导学生不断探究，培养创造思维，引发创新精神。在教学中，教师还要抓住时机，进一步引导学生主动去发现问题，养成质疑问难的习惯。教学后，让学生再质疑，开拓思维的广度和深度，鼓励学生多向思考，尝试发现问题、解决问题，在求多、求深中点燃创造的火花。使学生带着问题走进课堂，问题解决了，又带着问题走出课堂，在如此的循环往复中培养学生的创新精神和创造能力。如果说，到诱趣教学阶段结束，教学目标得以实现，那么，扩趣教学阶段的任务主要是实现课程目标中要求的表现目标。

二、从职业活动过程考察教学过程

任何职业活动都要经历过程，这个过程是具有逻辑性的。教学过程的逻辑与职业活动过程的逻辑应保持一致性，以促进学生职业活动逻辑思维的形成。

（一）过程导向的教学过程

有些职业活动的过程是固定的，一旦确定下来将不再随着职业情景的变化而发生任何改变。这类职业活动常常出现在技术类专业，当人们面对各种机械设备时，职业活动的过程常常被固定下来。职业活动的价值是追求活动的标准和规范，以求得职业活动结果的标准。对于这种职业活动，其教学过程应遵循过程导向的教学程序，如图 3-4 所示。

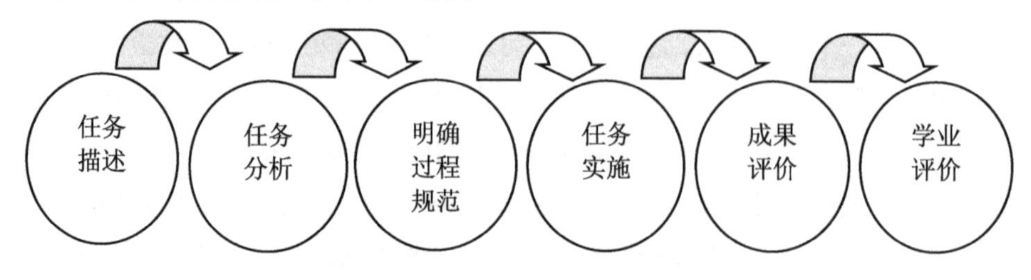

图 3-4　过程导向行动教学程序

其中，任务描述是提出任务、明确要求、给出设备工具等条件；任务分析是在质量、成本、时间等要求下，提出科学、先进、可行、经济的方案；明确过程规范是向学生展示方案实施完整过程的各个阶段；任务实施是通过做中学，形成专业技能；成果评价是评价任务完成达成目标情况；学业评价是评价学生专业技能学习目标掌握的情况。

（二）情景导向的教学过程

有些职业活动的过程是不固定的，而是随着职业情景的变化不断调整。这类职业活动多出现在服务类行业，当人们面对客人时，随着客人或者情景的变化，职业活动就需要随时调整。职业活动的价值是追求不同情境下，通过服务以求得客户满意或惊喜的消费体验。对于这种职业活动，其教学过程应遵循情景导向的教学程序，如图 3-5 所示。

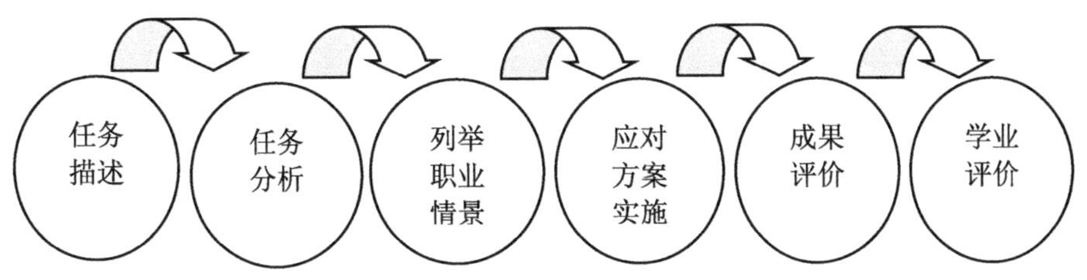

图 3-5　情景导向行动教学程序

其中，任务描述是提出任务、明确要求和条件；任务分析是在质量、成本、实践等要求下，提出科学、先进、可行、经济的方案；列举职业情景是分析可能出现的各种职业情景；应对方案实施是依据情景分析采取最佳措施，通过做中学形成专业技能；成果评价是评价任务完成达成目标情况；学业评价是评价学生专业技能学习目标掌握的情况。

（三）效果导向的教学过程

有些职业活动的过程不固定，且不受职业情景变化的影响。这类职业活动一般出现在艺术类专业。在这类专业人员的职业活动中，人们关注的是职业活动的效果。为了达到某种效果，尝试不同的职业活动过程甚至改变职业情景。对于这种职业活动，其教学过程应遵循效果导向的教学程序，如图 3-6 所示。

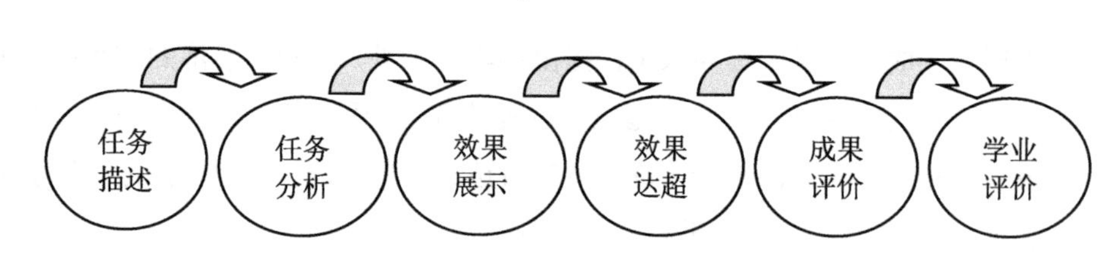

图 3-6 效果导向行动教学程序

其中，任务描述是提出任务、明确要求和条件；任务分析是在质量、成本、时间等要求下，提出科学、先进、可行、经济的方案；效果展示是把已有成果展示出来；效果达超是分析产生效果的原因和产生出同样的或更佳的效果，通过做中学形成专业技能；成果评价是评价任务完成达成目标情况；学业评价是评价学生知识、技能和态度目标掌握情况。

三、从能力形成考察教学过程

教学的具体过程，根据学习对象或所处学习阶段的不同，可分为理论知识教学、心智技能教学、操作技能教学、态度（品性）形成教学、能力整合形成等五个教学过程。

（一）理论知识教学过程

1.知识习得教学阶段

学习理论告诉我们，知识的学习始于学习者的预期与注意。由于对学习目标的期望，学习者处于一定的激起状态，随时准备吸收新知识，在学习目标的指引下，学生有选择地接受新的信息，将它暂时存储在短时记忆中，新知识相互产生联系，并与处于激活状态的原有知识相互作用，最后，新知识以一定的方式与头脑中原有的知识形成一定的联系。在这一阶段中，学生所接受的知识都是陈述性的。对程序性知识来说，习得的是它的前身，即程序性知识的陈述性形式。这样，在此阶段，教学的关键是吸引学生的注意，激活学生的原有知识。奥苏伯尔指出："影响学习的最重要的因素是学生已知的内容。所以，教师必须从感知材料入手，通过明确知识学习的目标等各种形式引导学生，使其形成鲜明生动的表象，并且指导学生深入理解教材结构及其内容，充分发挥学生的思维能力和学习积极性，引导学生进行分析、综合、抽象、概括，进行判断和推理，以形成概念，使学生掌握规律性知识”。

2.知识转化教学阶段

本阶段的特点是陈述性知识不断转化为程序性知识。本阶段的目的是为形成技能做准备。在教学中，教师应促使学生将习得阶段获得的新知识转化为程序性知识。而变式练习，是程序性知识由第一阶段的陈述性形式，向第二阶段的程序性形式转化的最重要条件。这部分知识以不同的表征方式存储在长时记忆中，以备日后提取使用。在这一阶段，教师应在指导学生复习已有知识的同时，使学生完成由陈述性知识向办事能力转变的任务。并注意与心智技能和操作技能学习过程的衔接，促使学生对程序性知识的熟练掌握。

3.知识巩固教学阶段

学生在第一阶段习得的知识一部分通过第二阶段转化为程序性知识，另一部分知识将被存储下来。学生获得理性认识，还必须在教师的指导下巩固认识成果，牢牢保存在记忆之中，以便为以后学习新知识打好基础。人们的认识必须经过反复实践才能巩固，而在教学中学生比较迅速而简捷地获得了人类长期积累的知识和经验，实践简化，历时短暂，也少反复，因此，学生印象浅薄，容易遗忘。教师必须在学生习得教材知识后，及时引导学生深刻领会、反复记忆。巩固知识不是让学生死记硬背，而是在理解的基础上完整、准确、牢固地记住。学生对教材的理解越深刻，记忆就越牢固。因此，在教学过程中，教师应指导学生积极而正确地进行复习，使学生习得的知识更加牢固地存储在记忆中，以备日后随时提取使用。

4.知识迁移教学阶段

迁移是指在一种情境中获得的技能、知识或形成的态度对另一种情境中技能、知识的获得或态度的形成的影响，简言之就是“一种学习对另一种学习的影响”。一切新的知识学习都是在原有的学习基础上形成的，不受原有认知心理结构影响的学习并不存在，也就是说，任何的知识学习都必然包含着迁移。教学中教师不可能把所有知识、技能都传授给学生，但必须使学生具备迁移的能力，这就要求教师要培养学生利用他们所学的知识、技能来成功地解决问题或在新情境中快速学习的能力。在教学过程中，教师应积极创设各种情境，使学生在记忆中牢固存储下来的知识及时获得迁移，达到知识的活学活用，但应注意的是正、负迁移的不同作用与效果。

5.知识应用教学阶段

在知识的应用阶段，不同类型的知识被用来解决不同的问题。陈述性知识被提取出来，用来解决“是什么”一类的问题，另一部分程序性知识被提取出来，用来解决“怎么办”的问题。陈述性知识的提取是一个有意识的依据线索的提取过程，对外办事的程序性知识的提取往往是一个快速、自动化的激活过程。这个阶段的任务主要是完成知识的习得向能力培养转化，使学生在习得、巩固新知识的基础上获得一种能力。对学习者而言，是知识的灵活运用，把学习的知识运用于实际。因为：（1）学生学习的最终目的是把所掌握的知识用于社会实践，为国家建设服务；（2）知识的应用有利于技能、技巧的形成；（3）把知识应用于实际，有利于锻炼学生分析问题和解决问题的能力。学生对知识的应用有多种多样的形式，如完成解题、答问、实验等各种形式的作业，或在实践活动中综合运用所学的知识等。对教学过程而言，是进行学习结果的测量和评价。由于陈述性知识解决“是什么”的问题，程序性知识解决“怎么办”的问题，因此，教师应当针对不同类型的知识，采用不同的行为指标，设计不同的问题情境，以获得真实可信的评价结果。

（二）心智技能教学过程

心智技能是通过学习而形成的合法则的心智活动方式。目前，研究较多的学习策略、认识策略以及元认知策略都可以视为心智技能，它是影响知识学习的一个非常重要的因素。知识的学习是通过一系列的心智动作完成的，心智动作是获得知识的最直接的基础。心智技能又是由合法则的心智动作组成的，它调节着心智动作，直接影响着知识掌握的整个过程。心智技能的形成一般分成三个阶段：

（1）原型定向阶段。原型即事物的原样，心智活动外化的物质原型是指实际的操作活动程序、实践模式。原型定向即了解这种实践模式，了解动作结构、各动作成分及其顺序等。通过原型定向，个体在头脑中形成有关活动方式的定向映象。这是心智活动产生的基础。

（2）原型操作阶段。原型操作即把头脑中建立起来的动作程序以外显的方式付诸实施。这是为原型内化作准备。

（3）原型内化阶段。原型内化即心智活动的实践模式向头脑内部转化，借助于内部言语，个体可以在头脑内部进行程序化的心智活动，而且能以非常简缩、快速的形式进行。

教学对于心智技能的形成具有直接的作用，有效的教学可以使学习者形成有效的心智技能，使学生学会学习，促使学生成为自主而有能力的学习者。依据心智技能的形成规律，设计如下教学过程模式，如图 3-7 所示。

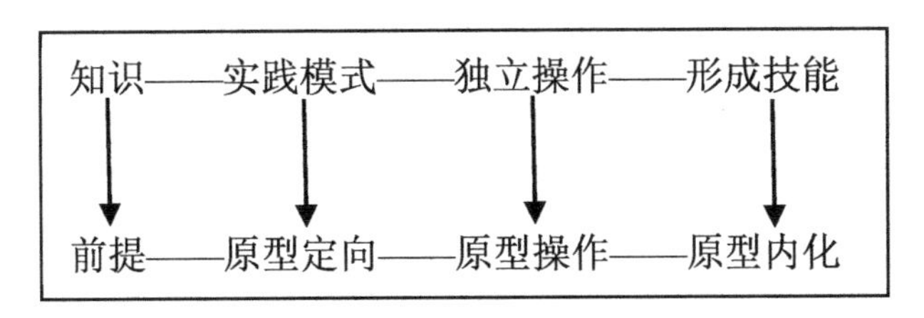

图 3-7　心智技能的教学过程模式

在应用上述教学模式时，需要注意四点：

（1）心智技能的形成依赖于学习者所获得的知识，脱离知识的技能教学是不可能成功的。因此，在心智技能教学中，教师首先要讲授丰富的知识，以促进学生对新信息的加工，保证技能的形成、发展与应用，为促进各种技能的整合、解决复杂的问题提供前提。

（2）心智技能的形成是由外部活动逐步内化的过程，心智活动是实践活动的反映，外部实践模式即心智活动的实际操作形式的确立，直接决定着心智技能形成的难易程度和水平。由于心智技能是内潜、简缩、自动进行的，通过外部观察难以把握和推断其整个过程，这无疑为心智活动的实际操作形式的确立增加了难度。为保证实践模式的有效、合理，可通过对专家（或学习者）心智活动信息分析或应用心理模拟活动分析的方法，确立实践模式。而且还要考虑可接受性，即学习者能否通过该模式形成心智技能。在运用外部实践模式进行心智技能教学时，应坚持以下原则：①在讲授策略、技能的同时，也要教授元认知的有关内容，即告知学习者何时、何处、如何应用该策略、技能；②激发和维持学习动机，使学生自始至终充满浓厚的学习兴趣，为活跃思维创造条件；③无论采用直接教学、交互教学，还是其他教学形式，都需要教师将策略和技能模式化、程序化。教师可以通过“大声思维”将使用策略和技能的过程外化出来，并指导学生运用卡片记录策略的步骤和执行方式等内容。

（3）学生在教师的指导下进行独立操作，要求教师尽可能在课堂中创造应用策略和技能的情境，使学生掌握、概括所学的技能与策略。在这一阶段要求学生把头脑中建立起来的动作程序以外显的方式付诸实施。在教学中，教师要指导学生开拓思维、整理思路，将动作结构、各动作成分及前后顺序组织起来，逐步展开，并且不断变更活动对象，使学生将心智活动的实践模式程序应用于多个问题的解决，为下一步形成技能做好准备。

（4）教师重新布置任务，让学生去解决。教师指导学生不必以言语表述出活动程序的每一步骤，而是在头脑中运作这些步骤，运作也不必一一展开，有些步骤可以交叉或同时进行。在这个阶段，学生难以意识到操作的每一步，但实际上确实是按照该活动程序进行的。在该阶段，学生摆脱了实践模式，但已经将实践模式内化为一种熟练的思维活动方式，突出表现在外显的言语活动明显减少。随着练习的不断进行，言语复述消失，新的技能培养起来。

（三）操作技能教学过程

操作技能学习是在学生具备相应知识，特别是在转化为程序性知识后，进行的学习内容。根据操作技能的形成过程，把操作技能教学过程设计如下。

1.操作示范教学阶段

示范就是指教师在教学中展示各种实物、模型、挂图，进行示范性实验以及示范操作表演，使学习者通过观察获得感性知识，获得对学习对象的映象，帮助学习者形成正确的概念，掌握操作技能。在教学过程中，为了有目的地培养学习者的操作技能（技术课程中表现突出）和智力技能（普通课程中表现突出），首先需要通过教师的操作演示，使学习者获得事物的清晰表象。为了保证教学的优质高效，在实际运用示范时，一般应注意以下几点：

（1）示范者的动作一定要正确、规范、熟练。首先，示范操作必须在“范”字上下功夫，操作一定要正确、规范。因为学习者通过观察示范后可以进行模仿，错误的示范直接导致错误的模仿。由此看来，示范的准确性是影响操作技能学习的直接决定因素，这在技能学习的初级阶段是非常重要的。其次，示范操作还必须熟练。研究发现，当学生观察动作熟练的教师进行示范时，学习的效果最好；当学生观察动作不熟练的教师的示范时，学生学习的效果要比前者差。因此，示范质量的好坏，示范动作是否正确，对于学生能否获得良好的操作技能，往往具有决定作用。

（2）教师要具有过硬的技能操作本领。应用型高等院校的教师应该是“双师”型的，既要会给学生讲课，将理论知识讲透，还要对专业工作的操作程序熟悉，有较强的实践操作能力。这是由应用型高等教育的培养目标决定的。示范感知是教学中的重要环节之一，教师必须要从各方面尤其是操作能力方面提高自身的素质，以确保高质量地完成教学任务。

（3）要使学生注意观察示范的主要特征和重要细节。教师在示范之前，要对学生提出观察注意事项，如哪些是重点、难点？哪些是不容忽视的细节？让学生带着问题和浓厚的兴趣去观察，示范会收到事半功倍的效果。

（4）示范之前进行必要的媒体设计，提高示范质量。运用教学媒体，可以将学习者无法直接感知的事实和现象，形象地展现在学习者面前。手段多种多样，如借助图片、录像、幻灯、影片、计算机模拟等现代化的技术手段，以使信息的呈现更准确、方便，更易于接受。

2.过程讲解教学阶段

在教学过程中，通过教师的示范，学生获得了对事物的表面映象，这只是对事物的概要感知。只有通过教师的进一步讲解，学习者才能较为概括地了解现象与过程之间的联系，了解事物构成的基本原理及操作步骤，获得更多的促进技能形成的重要信息，掌握每个操作步骤的要点及关键所在，从而具体、全面地掌握操作知识，为最终达到教学目标的要求奠定基础。教师运用讲解时应注意以下几点：

（1）讲解要与示范相结合。首先，分步讲解与分步示范相结合。分步示范是把某一工序分解成若干工步呈现给学习者，以便逐个工步地学习。使学生从个别的工步入手，形成具体的、单个的映象；分步讲解使学习者了解某种技能的有关知识、性质、作用、工步的难度、要领、注意事项、工序进程等。其次，整体讲解与整体示范相结合。将某一工序的各个工步连为一体，按顺序依次展现给学习者，并将每一工步应注意的要点、细节进行强调，使学生进一步了解工序的全貌。

（2）讲解要有系统性和逻辑性。教师在讲解时，要从学生的认识规律入手，由浅入深、由易到难、由简单到复杂。又要符合知识本身的系统，由整体到局部，再由局部到整体。例如，教师在讲解太极拳的白鹤亮翅接搂膝拗步技术动作要求时，在示范的基础上，教师要从动作的作用出发，采用分析法，将动作划分为几个步骤进行分析，使学生注意整个动作的每个部分；最后采用综合法，对整个动作重新作一个总的叙述和分析，从而使学生具体而又全面地掌握应该学到的知识和应达到的技能。

（3）讲解要有高度的科学性和思想性。教师在讲解时，无论是概念、理论的解释还是对各种操作步骤的分析介绍，都必须正确可靠。在讲解过程中，依据教学内容的需要，还可以对科学技术发展史上一些杰出的创业精神、研究问题的思路进行适当讲解，激发学生热爱专业的感情，树立勇敢、顽强、克服困难的勇气和信心，养成严谨的科学态度和认真踏实的工作作风。

（4）讲解要善于激发学生的思维。在讲授的过程中，教师要善于运用课程内容本身的意义和作用来鼓励学习者的求知欲。要给学生提出质疑的机会，鼓励他们敢于提出问题、探究问题，学生由“有疑”，到“问疑”，再到“解疑”，整个讲解过程可以促使学生进行积极的思维，从而增进智力的发展。

3.模拟训练教学阶段

在教学过程中，学习者在教师示范、讲解的基础上，要进一步通过模拟实习，将头脑中形成的定向映象以外显的实际动作表现出来。操作技能最终表现为一系列的合法则的操作活动方式，仅在头脑中了解这种活动结构及其执行方式是不够的，如果没有实际操作，不可能形成操作技能。通过模仿，个体可以检验已形成的动作定向映象，使之更完善、更巩固。在模拟训练中，教师可以人为地制造故障，让学生判断、排除，从而可以全面复习、检查学生的知识运用情况。并且要让学生知道如果操作错误，将要造成多大的损失，从而提高学生工作的责任感。由此看来，模拟环境的建立对模拟训练的质量起着关键作用。模拟场所的环境布置，要力求与真实现场相似，力求接近真实。只有置身于“真实”的工作环境中，学生才能形成明确的职业意识，培养合作与共事能力，才能熟练掌握职业所要求的知识、品性和技能。

4.操作整合教学阶段

操作整合即把模拟阶段习得的动作固定下来，并使各动作成分相互结合，成为定型的、一体化的动作。学习者在模拟阶段形成的动作及认识是初步的、零散的、表面的。通过整合，学习者的动作水平不仅可以得到提高，形成整体的连贯性，动作结构趋于合理、协调，还可以使个体对动作的有效控制逐步增强。因此，整合是操作技能形成过程中的关键环节，它是从模拟到熟练的一个过渡阶段，从而为学习者动作熟练打下坚实的基础。

在这一阶段，为了巩固学生在模拟训练中获得的技能，教师可以根据不同专业的需求，布置一些工序复合作业，使学生在反复的训练中对各工序的操作要领进行内化和整合。并且要根据学生情况，决定进行复合作业的时间及复合作业的复杂程度。

5.现场实习教学阶段

模拟的职业环境和真实的职业活动之间毕竟存在一定的距离，因为真实的职业活动中会出现各种各样较为复杂的情况，况且，学生的心理状态也会在现场环境中有较大改变。真正的职业能力，必须在工作现场这种真实的环境中，通过亲身实践才能形成。因此，现场实习、实训是操作技能转化为能力的关键环节。在这一阶段中学习者的动作将进一步达到灵活、连贯、协调和准确。并且在真实的职业环境中，学生将从师傅身上学到踏实、勤恳、兢兢业业、一丝不苟的工作态度和乐于奉献的精神。

以上五个教学阶段实施是一个从实践到理论再到实践的过程，符合人们认识客观事物的规律，这是一个使学习者素质、能力不断提高的过程，第二次实践的意义和内涵与第一次相比产生了质的飞跃。

（四）品性养成教学过程

品性即品质和性格，它并非先天具有，而是社会性学习的结果，尤其是职业精神（敬业精神、创业精神）、职业信念、职业道德等。学生的良好品性是在家庭、社会和学校等不同情境的作用下，通过他人的社会示范、指示和忠告，将社会的要求内化为学生自己的品性，并在一定条件下产生迁移和改变。

一般来讲，品性的形成和改变要经过顺从、认同和内化三个阶段，其中认同是最重要的一环。依据这一规律，在教学中，将品性养成教学过程设计如下：

1.引起欲望

任何学习，没有欲望，便得不到进步。养成理想，增进品性，更须有自内而发的动机，教师要学生做一件好事，不为别的，只因他认为这件事是应当做的。这样，适当的行为才能变成习惯，如果学生不了解，不能从思想、情感和态度上接受，教师强迫他们去做不愿意做的事情，良好的习惯就不会形成。

2.分析情境

学生有为善的动机，而缺乏辨别是非的能力，有可能会走入歧途。所以智慧与品性有密切的关系。智慧聪颖的人不一定品性也好。但没有相当的智慧，对于一件事的判断，不能从各方面来衡量轻重，他是不能养成最高的道德观念的。因此，教师还应帮助学生分析具体情境。

3.拟定计划

有为善的动机，并且知道了什么是善，但没有实行的计划，还是不行。教师要指导学生拟定实施计划。

4.加强实习

增进品性，不能凭空虚的理论，须用实际的行为来养成。一种行为，反复练习，成为习惯，才算是可靠的品性。在教学中，应加强实习、实训教学环节，使学生在具体的职业环境中深刻感受创业意识、敬业精神和积极的工作态度等，由于学校是学生生活的最重要环境，因此必须要注意学校环境对学生良好品性养成产生的潜移默化的影响。例如，教师人格品德方面的感召，良好的育人环境，和谐的师生关系等。

（五）能力整合形成的教学过程

知识、品性、技能等的习得或应用，并不等于形成了素质、具备了能力。学生素质的形成和能力的具备，必须通过参与特定的职业活动或模拟的职业情境，通过对已有的知识、品性、技能等的迁移、整合与类化，才能完成，迁移现象不仅存在于知识之间、技能之间、品性之间，而且知识、技能、品性三者之间彼此也存在着迁移。例如，学生掌握了某一领域的专业知识后，也将促进他掌握这一领域的某种技能；有效的技能学习也促进个体获得更多的知识。对一些行为规范的理解将影响个体与行为形成。所以，迁移表明了经验间的相互影响。通过迁移，各种经验得以沟通，经验结构得以整合，这才会形成素质、具备能力。由此看来，迁移是习得的经验得以概括化、系统化的有效途径，是能力与品德形成的关键环节。学习的最终目的并不是将知识经验存储于头脑中，而是要应用于各种不同的实际情境中，形成能力，来解决现实工作中的各种问题。只有通过广泛的迁移，原有的经验才得以改造，才能够概括化、系统化，使原有的经验结构更为完善、充实，不断整合为稳定的心理调节机制，从而广泛、有效地调节个体的活动，解决实际问题。整合与类化是经验的一体化现象，即通过概括，使新旧经验相互作用，从而形成在结构上一体化、系统化，在功能上能稳定调节活动的一个完整的心理系统。教师在教学中能自觉应用迁移、整合与类化规律，对优化教学过程、提高教学效果非常有利。

依据这一规律，可将应用型高等教育学生通过迁移、整合、类化等教学阶段，形成素质、具备能力的过程描述如下：

1.确立整合训练题目

教师首先根据课程目标和学生心理结构构建目标的要求，提出问题和要求。在整合训练题目确定上一般应考虑以下几方面：

（1）要能够涵盖课程目标，并完成学生心理结构构建的任务。

（2）要能引起学生的兴趣，也有能力研究。

（3）要具有较强的实用价值，可行性强。

2.拟定整合训练计划

学生根据确立的题目，利用自己学到的知识、技能和态度，通过亲自动手分析研究，发现了事物的规律，提出自己的整合训练计划。这一过程充分满足了自我实现的需要，也为下一步进行实践训练做好了充足的准备。

3.实施训练计划

按照计划要求，学生通过探究式的学习研究活动、能力训练、态度养成等，将原有的知识、技能、品性进行了迁移、整合、类化，形成了优良品质、具备了较强的能力，甚至在促进创新思维和创新能力方面都得到了进一步发展。

4.评价

评价包括自我评价、教师评价，有时甚至可利用同学间评价。评价项目与标准要与课程目标中关于通用能力和职业能力的各项指标要求相一致，并特别注意对学生品性和能力等方面的表现进行综合评价。

5.交流提高

教师引导学生将成果拿到课堂上进行交流，学生在互相展示学习成果的过程中，对结果进行补充和提高。教师应自始至终参与学生的交流活动，并给予帮助和指导。在讨论交流的气氛中，达成一致意见，最后形成科学的结论。为了巩固既成的结论，教师还要布置适当的练习，使学生进一步完成知识的消化和迁移。

第三节 教学组织设计

教学是有计划、有组织的活动，任何教学活动都是通过一定的组织形式有条不紊地进行的。教学中人与物的因素、实践与空间的因素的不同组合，直接影响到教学的规律和效果。对教学组织形式进行研究和探讨，依照教学最优化的原则对教学组织形式进行选择及运用，是提高教学质量不容忽视的问题。

所谓教学组织形式，就是围绕既定教学内容，在一定时空环境中，师生互相作用的方式、结构与程序。具体地讲，教学组织形式是从教师、学生、内容、手段、时间、环境等要素如何协调一致的角度，研究用什么形式才能有效地控制和利用这些条件以实现教学目的的问题。教学组织形式，就是根据一定的教学思想、教学目的和教学内容以及教学主客观条件组织安排教学活动的方式。应用型高等教育教学活动中，技能教学、任务教学、项目教学和岗位教学是典型的教学活动。这里主要研究技能教学、任务教学、项目教学和岗位教学的组织形式。

一、技能教学的组织

教学中，有的技能需要较长时间教学和训练才能形成，如果把这些技能安排在任务教学、项目教学或岗位教学中完成，会使得这些任务教学、项目教学和岗位教学的目的不突出，为此，常常把需要较长时间教学和训练才能形成的技能独立出来单独进行教学。技能形成过程一般包括定向、模仿、整合和熟练四个阶段。技能教学的组织要根据技能形成阶段的特点进行设计。

（一）定向阶段的教学组织

技能的定向阶段是操作活动的气氛、节奏、姿势、动作等在学习者头脑中形成映象的过程。定向映象应包括两个方面：一是操作活动的结构要素及其关系，即由哪些要素构成某一操作活动？各动作要素间的关系和顺序如何？二是活动的方式，即操作的轨迹、方向、幅度、力量、速度、频率、动作衔接等。

操作定向是操作技能形成过程中的一个重要环节，这个阶段的特点是时间短，但最为关键。因此，准确地定向映象可以有效地调节实际的操作活动，缺乏定向映象的操作活动经常是盲目尝试，效率低下。因此，不应忽视该环节在操作技能形成过程中的作用。因为一旦定向出现了偏差，改正起来会十分困难。因此，操作技能定向阶段的教学组织，一般采用个体或者小组教学的组织形式。在录像、动画或者图片等教学媒体的帮助下，也可采用班级教学的组织形式。

（二）模仿阶段的教学组织

操作的模仿即实际再现出特定的动作方式或行为方式，实质是将头脑中形成的定向映象以外显的实际动作表现出来。模仿阶段要严格要求，不能出偏差，也不要贪眼前速度，而不顾定向所确立的操作规范。

因此，模仿阶段教学时，强调学生的模仿操作不能离开教师的视线，在教学组织上一般采用小组教学组织形式，关键技能甚至采用个体教学组织形式。

（三）整合阶段的教学组织

整合即把模仿阶段习得的动作固定下来，并使各动作成分相互结合，成为定型的、一体化的动作。通过整合，一方面动作水平得以提高，动作结构趋于合理、协调，动作的初步概括化得以实现；另一方面，个体对动作的有效控制逐步增强。因此，整合是操作技能形成过程中的关键环节，它是从模仿到熟练的一个过渡阶段，也为熟练的活动方式的形成打下基础。因此，通过整合阶段，要形成标准的操作。

所以，整合阶段的教学组织也不宜采用班级教学组织形式，但没有必要采用个体教学组织形式，小组教学组织形式是比较有效的。教师主要关注每个人操作的连续性和规范性。

（四）熟练阶段的教学组织

操作的熟练是操作技能最后形成的阶段，是由于操作活动方式的概括化、系统化而实现的。熟练阶段用时最长，最艰苦，学习者常常在这一阶段失去自信心。一般学习者的成长过程分为四个阶段：初阶学习期、基本能力形成期、瓶颈期（再训练期）和专业能力成长期。在初阶学习期，每个学习者的差异性不是很大。而在基本能力形成期，学习者的成长幅度是不同的，而经过一定时间的训练会使学习者达到趋同的速度瓶颈。瓶颈期（再训练期）是一个平台期，也是技能训练的枯燥期，是能否进入更高的技能专业能力的分水岭，是考验学习者和实训教练练习方法及教学方法科学性的关键时期。专业能力成长期是经过积累，每个学习者各自形成自己的技能风格和技能熟练程度而达到的程度。

在这个阶段，由于学生的技能已经十分规范，不必关注每一个人的每一个动作，只需要关注学生整体的熟练程度，也为了形成学生学习的竞争氛围，宜采用大班教学组织形式。

二、任务教学的组织

在实际工作中，有些任务需要一个人独立完成，这时就需要学生具备独立分析问题、解决问题、完成任务的能力。这样的任务教学如果放到项目教学或者岗位教学中完成，会使得项目教学和岗位教学的目的不突出。任务教学过程，包括任务描述、任务分析、完成任务、学习评价四个阶段。任务教学的组织可据此过程不同阶段的特点设计。

（一）任务描述阶段的教学组织

任务描述是对典型任务的描述，目的是让学生了解任务的背景、内容、要求。这里的要求包括时间、成本、安全等。为了让学生对将要完成的任务掌握的信息一致，这里教师可以采用班级教学组织形式。

（二）任务分析阶段的教学组织

任务分析阶段是完成一项任务所需能力形成的第一个环节。这个环节对于培养学习者接受任务后形成分析的习惯、分析的思路以及严谨的态度，都是十分重要的。任务分析阶段，需要根据给出的任务描述，通过分析明确以下几个问题：①这是一项什么样的工作任务？②任务的核心问题在哪儿？③任务的具体要求是什么？④怎样才能满足任务要求？⑤已经具备了哪些经验？⑥需要哪些支持或帮助？⑦哪些信息及其渠道可供使用？

计划制定是根据任务分析的结果，作出完成任务的实施计划。在计划中要明确以下问题：①面对一项工作任务怎样理清头绪是专业的？②以什么次序来安排各工作步骤符合逻辑？③可能遇到哪些问题？④实施过程中需要哪些材料、工具、机器设备？⑤在哪些阶段所做的工作必须要得到检验？⑥依据哪些原则、方法来检验？⑦对评价工作方面的建议。

任务分析是以学生为主体，应用各种信息渠道，获得有关信息，综合教材提供的相关知识，对完成任务的途径、方法、成本和时间等进行分析。为了培养学生的创新能力，学生可以根据自己可能获得的条件，选择各种不同的工具和手段，形成完成任务的方案。为了培养学生独立分析问题、解决问题的能力，在任务分析阶段，可以采用学生个别教学组织形式。

（三）完成任务阶段的教学组织

完成任务是学生按照已形成的方案，按要求逐步实施，通过完成各个实施环节，形成独立完成任务的能力的重要环节。主要培养学习者工作的逻辑顺序、方法的运用、工具的操作以及认真的态度等。此阶段仍然需要采用学生个别教学的组织形式。在学生个别学习的过程中，教师要注意原理的科学性和技术的安全性。

（四）学习评价阶段的教学组织

学习评价包括工作评价和学习评价。工作评价包括工作成果和职业能力两个方面。职业能力包括任务分析、计划制定、计划实施和工作评价能力。学习评价包括同学间对任务完成情况的评价和教师对学生完成情况和教学目标达成情况的综合评价。可以采取小组和班级两种教学组织形式完成。同学间的评价，为了节省时间，可以采用小组评价的方式进行；教师综合评价可采用班级教学组织形式。

三、项目教学的组织

一般职业任务分为两类。一类是由一个人独立完成，一类需要和他人一起合作才能完成。在和他人合作完成的工作中，有的是比较复杂的，需要组成团队，在有效的协调、沟通和配合下才能完成。这些工作可以称为项目。利用这样的项目可以培养学习者的通用能力，诸如组织、协调、沟通等。项目导向教学程序包括六个阶段：①项目开发动员；②成立项目开发小组；③编写项目开发计划书；④实施项目计划书；⑤项目评估；⑥项目总结。

（一）项目开发动员阶段的教学组织

项目开发前，教师要做好学生的学习动员工作。让学生了解本项目开发的意义、项目应完成的功能、项目开发所需的技术及学习方法，以及项目开发的流程及考核办法等方面的内容。可以通过展示案例效果来激发学生的学习兴趣，使他们能够积极主动地参与到项目的开发工作中来。这里教师可以采用班级教学组织形式。

（二）成立项目开发小组阶段的教学组织

项目开发小组的成立一般是根据班级人数、项目的难易程度、学生的个人能力等方面的因素来考虑的。每个项目开发小组由其成员选定一个项目组长。组长的职责是在老师的指导下编写本小组的项目开发计划书，负责本组各成员的工作任务分配、监督实施等各个方面的工作。

这里形式上是小组教学，但实际上，为了培养项目组长的领导、组织、沟通能力，培养承担不同角色的项目组组员的能力，教师应采用个别教学组织形式，针对学生扮演的角色进行个别型教学指导。

（三）编写项目开发计划书阶段的教学组织

教师提供一份项目开发计划书的样板，解释清楚项目实施的步骤，讲清楚项目开发计划书的编写原则及注意事项。

讲解项目开发计划书的编制，主要是讲解项目开发计划书的格式、内容、编制方法等。此阶段属于信息传递和知识学习，为了提高教学效率，这里教师应采用班级教学组织形式和讲授教学法。

（四）实施项目开发计划书阶段的教学组织

实施项目开发计划书阶段是项目教学法实施的核心环节。在此阶段教师要及时恰当地对学生进行指导，解决学生开发过程中遇到的难题，并督促学生按时按量完成项目开发计划书中的各个开发环节，以保证学生能够顺利地在计划内完成项目的开发，达到教学目标。

为了培养学生的团队意识、合作能力，教师不宜采用针对某个个别学生的个别教学组织形式。可采用针对项目小组的个别教学组织形式。这一点与任务教学组织中，完成任务阶段教学的组织形式是相悖的。

（五）项目评估和总结阶段的教学组织

项目完成后，要进行项目评估和总结，方法通常是采用分组讲解、展示项目开发成果，由学生评价和老师评价构成。项目总结包括思路总结和技巧总结。思路总结可以帮助学生明晰项目完成的最佳思考方法，找到自己理论上的不足。技巧总结中，要重视各个开发环节中遇到的难题的解决方法的总结，这样，学生才能学到更多的操作技巧，全面吸收整个项目活动的精髓。另外，教师应该指导学生对项目进行拓展和延伸，针对学生以后可能遇到的类似问题，能够想到用该知识进行解决。这里，无论是小组展示、学生的评价、教师的评价，还是项目总结，都应采用班级教学组织形式。

四、岗位教学的组织

岗位教学，一般称作岗位实训。它是学生系统了解企业生产过程、理解企业生产制度、把握职业岗位职责、理解企业劳动制度、熟悉设备的功能与性能、掌握设备操作规程的有效手段。其过程一般包括明确岗位实训目标、系统理解职业岗位、履行岗位职责、形成良好职业习惯。

（一）工作岛教学组织形式

在企业中选择一些典型工作岗位，由师傅、教师、学生组成工作小组，负责这个工作岗位的工作。这是应用型高等教育岗位教学的一种组织形式——工作岛教学组织形式。

在这种教学组织形式中，师傅在教师和学生的辅助下，完成工作任务；教师在师傅的帮助下，完成教学任务；学生通过工作完成学习任务。学生进入工作岛学习的前提是学生已完成了技能学习、任务学习和项目学习，具备了上岗学习的能力。

（二）影子岗教学组织形式

在企业中挑选典型岗位的优秀工作人员，将学生安排到优秀工作人员身边，像他们的影子一样，通过协助他们做事，学习他们的优秀职业特质。影子岗是培养高级应用型人才的一种十分有效的教学组织形式。

（三）学徒制教学组织形式

学生在学校注册成为学生，在企业注册成为企业的学徒。企业在生产过程中，安排师傅带自己的徒弟学习，为企业人力资源进行必要的储备。随着我国新学徒制试点的进行，这种形式将成为应用型高等教育岗位教学的一种最广泛的组织形式。

（四）工业中心教学组织形式

工业中心、实训车间、教学工厂等，都是通过建设一些车间，形成一些典型的工作岗位，集中到一起，形成巨大的岗位教学资源。学生根据自己的时间安排和需要，经教授自己课程的教师同意后，到工业中心领取工装、工具、材料和必要的安全装备，到岗位自行进行训练。

第四节 教学方法选择

教学方法是教师和学生为了实现共同的教学目标，完成共同的教学任务，在教学过程中运用的方式与手段的总称。目前在教学实践中运用的教学方法，不胜枚举。有人曾进行过不完全统计，目前在教学中卓有成效的教学方法有700余种。这里主要对应用型高等教育行动教学法进行分析。

行动导向教学是系统的、有目的地组织学生在实际工作情境或学习性工作情境中，参与资讯、决策、计划、实施、检查和评价等工作过程，提高发现、分析和解决问题能力，总结和反思学习的过程。常用的行动导向教学方法包括：四阶段教学法、头脑风暴法、项目教学法、案例教学法、模拟教学法、角色扮演法、卡片展示法、引导课文教学法等。为了便于教师选择合适的教学方法，依据这些行动教学法对学生职业特质形成的作用不同，我们进行分类介绍。

一、过程导向的行动教学

过程导向行动教学方法适用于过程固定、情景不变的职业活动教学。这种教学方法的价值在于学生操作规范习惯的养成，追求职业活动操作的准确和职业活动结果的精度。这是培养高端制造业应用型人才或完成技术规范性要求非常高的课程的最常用的教学方法。

（一）四阶段教学法

1.四阶段教学法的含义

四阶段教学法是一种起源于美国，主要用于操作技能教学的方法。四阶段教学法建立的理论基础是行为主义的学习理论。在行为主义的学习理论中，操作技能的形成要经过定向、模仿、整合和熟练四个阶段。四阶段教学法就是以示范—模仿为核心，由准备、示范讲解、学生模仿和教师评价四个阶段构成的教学方法。

2.四阶段教学方法的实施

（1）准备。这一阶段主要以教师行为为主，其中，包括教师知识内容上的准备，对教学对象情况的掌握及相关设备的准备等。同时，为了引起学生对所学知识和技能的兴趣，通过设置问题情境，说明学习内容的意义。

（2）示范讲解。这一阶段关键是要求教师对操作要熟练和准确。教师操作的熟练、准确程度不仅保证了学生模仿的准确性，而且有助于教师树立形象、增强学生的信心。另外，在这一阶段中，教师要在示范的同时，附以生动的讲解，让学生了解工作对象、工作方法和其中的道理。教师在分段、分步示范时，要注意突出重点，剖析操作规程，并可根据教师实践经验指出经常会出现的错误。

（3）学生模仿。这一阶段是挑选多个学生按教师的示范进行模仿操作。教师在这个阶段要密切观察、积极指导。模仿阶段在时间和空间上与前一阶段（即教师示范阶段）要连续，不要间断，及时地将讲、听、看、做、记有机地结合起来，以达到更好的效果。在这个阶段主要是做好教学组织方面的工作，根据教学内容操作步骤的难易及复杂程度，可以采用学生独立模仿和先分组观摩、后独立模仿操作（小组讨论式）两种教学组织方法。学生独立模仿操作这种教学组织方式，其应用对象是操作步骤相对单一的，要注重提高熟练程度的。分小组观摩后，独立模仿操作的方式（小组讨论式），其对象操作步骤是多层次的，并具有相应的情况分析、判断的。

（4）教师评价。教师评价包括职业活动的环境分析、过程分析和结果分析及其评价。分析评价的重点是学生职业活动程序的科学性、职业操作的正确性和规范性、职业活动结果的质量和精度等，并对学生给予及时表扬和鼓励。

3.四阶段教学法的特点

（1）使用频率高。四阶段教学法的教学目标是通过教学使学习者掌握某项技能。技能是职业活动最基本的要素，因此，四阶段教学方法不但可以单独使用，在其他教学方法中也经常使用。所以，这种方法是每一位应用型高等教育的教师必须熟练掌握的一种教学方法。

（2）方法简单有效。这种教学方法的教学目标单一，是一项技能的掌握；教学内容也只是这项技能操作的陈述性知识、程序性知识、心智技能、操作技能和相应的态度；教学程序也只有简单的四个阶段。由于教学目标明确、教学内容单一、教学程序简单，许多教师对这种方法不屑一顾，但这的确是一种十分有效的技能教学方法。

（3）方法实践性强。尽管方法简单，但这种方法的确有很强的实践性，对教师的要求也很高。不但要求教师自身的技能操作水平达到当前企业要求的最高水平，而且还要能够指导学生在一定的时间内掌握这项技能，认识到操作规范的重要性和追求精度的价值。

（二）项目教学法

1.项目教学法的含义

项目教学法，是由美国著名儿童教育家、伊利诺伊大学教授凯兹博士和加拿大儿童教育家、阿尔伯特大学教授查德博士共同开创的。其对学生综合能力的培养有独特作用，因此被越来越多地应用于应用型高等教育的教学之中。另外，在技术领域，很多小产品都可以作为项目，如门（木工专业）、模型汽车（机加工专业）、报警器（电子专业）、测量离合器（仪器仪表专业）及简单的工具制作。因此，项目教学法广泛应用于技术类专业教学。在商业、财会和服务行业，所有具有整体特性并有可见成果的工作也都可以作为项目，如销售专业不同场合的商品展示、产品广告设计、应用小软件开发等。

项目教学法建立的理论基础是建构主义的学习理论。建构主义学习理论认为，当人的心理结构发生了变化，意味着学习发生了。而心理结构的变化是学生自主构建的结果。因此，项目教学法的实质是以学生为主体，旨在把学生融入有意义的完成任务的过程中，让学生积极地学习、自主地进行心理结构的构建，教师是引导者和学习管理者，利用项目情景、项目过程、项目结果等学习要素，充分发挥学生的主体性和创新精神，使学生获得各种综合能力。

项目教学法，顾名思义，是通过一个完整的项目，来进行实践教学的一种方法。作为一个项目，可以是开展一项调查、进行一项决策、提供一种服务、提出一个策划、生产一件产品等。它应该满足八个条件：①项目有清晰的任务说明，工作成果有一定应用价值，完成项目过程中有可学习的教学内容；②能将某一教学课题的理论知识与实践技能综合在一起；③与企业实际生产过程或现实商业经营活动有直接的关系；④学生有独立制定计划并实施的机会，在一定时间范围内可以自行组织；⑤有明确而具体的成果展示；⑥学生自己克服、处理在项目工作中出现的困难和问题；⑦具有一定的难度，要求学生运用新学习的知识、技能，解决过去从未遇到过的实际问题；⑧学习结束时，师生共同评价项目工作成果。

2.项目教学法的实施

项目教学法的目的明确：首先，将课堂讲学与“经验世界”联系起来；继而，教师在指导学生完成教学项目过程的同时，传授学生专业知识；最终，培养学生独立、富有责任感的意识，培养学生团队工作的能力，培养学生解决复杂的专业问题的能力等。根据项目教学法的目标，可将项目教学法的实施大致分为七个阶段。

（1）确定项目任务。原则上项目教学法中的项目要基于所有现实问题进行开发，这样项目的目标和其中的任务就能与职业现实紧密联系。这一阶段的工作主要由教师来完成。教师的主要任务：开发一个与职业工作实践相关的项目主体，项目中有待解决的问题应同时包含理论和实践两个元素，项目成果能够明确定义；将设计的项目融入课程教学中；明确项目工作进行的空间、技术和时间等前提条件；和项目参与人一起确定项目的目标和任务。在这个阶段，项目的选择是关键，好的项目不是凭运气创造的，好的项目需要前期严密的计划，包括对项目成果、时间进度以及管理策略的深思熟虑。项目可大可小，重要的是，项目的选择必须以课程标准为基础，以锻炼学生的技能与思维习惯为目标。

（2）项目开发动员。项目开发前，教师要做好学生的学习动员工作。让学生了解本项目开发的意义、项目应完成的功能、项目开发所需的技术及学习方法，以及项目开发的流程及考核办法等方面的内容。可以通过展示案例效果或者讲述历届毕业生的就业情况等手段来激发学生的学习兴趣，使他们能够积极主动地参与到项目的开发工作中来。

（3）进行组织分工。项目小组的成立一般是根据班级人数、项目的难易程度、学生的个人能力等方面的因素来考虑的。每个项目开发小组由其成员选定一个项目组长。组长的职责是在老师的指导下编写本小组的项目开发计划书，负责本组各成员的工作任务分配、监督实施等各个方面的工作。

（4）制定项目规划。编写项目开发计划书，教师提供一份项目开发计划书的样板，解释清楚项目实施的步骤、编写原则及注意事项。项目开发计划书的内容包括：各个工作步骤综述；小组工作安排；权责分配；时间安排。并且，教师可以根据需要给学生提供咨询，项目规划阶段，各小组可以通过制定所需相关资源的筹备表，来明确后期各项任务开展的具体程序和方式。同时，各小组应积极在小组内部展开讨论与汇报工作。

（5）组织项目实施。本阶段多以小组的形式进行，学生分工合作，创造性地独立解决项目问题。基于项目计划，学生通过调研、实验和研究有步骤地解决项目问题，最后，将项目目标规定与当前工作结果进行比较，并作出相应调整，这项固定工作要同时进行。项目实施阶段是项目教学法实施的核心环节。在此阶段教师要及时恰当地对学生进行指导，解决学生开发过程中遇到的难题，并督促学生按时按量完成项目开发计划书中的各个开发环节，以保证学生能够顺利地在计划内完成项目的开发，达到教学目标。

（6）检查评估总结。评价在项目教学中具有重要意义，要完成评价，首先要进行成果汇报。成果汇报是各小组选派一个或多个代表汇报其项目成果，汇报的形式可以多种多样，如开会的形式，或是将其安排到某个庆祝活动中。项目完成过程是各个小组成员共同努力探索钻研的过程，为了能学众人之长，它应包括思路总结和技巧总结。思路总结可以帮助学生明确项目完成的最佳思考方法，找到自己理论上的不足。技巧总结时，要重视总结各个开发环节中遇到的难题及其解决方法，这样学生才能学到更多的操作技巧，全面汲取整个项目活动的精髓。

（7）成果迁移应用。将项目成果迁移运用到新的同类任务或项目中是项目教学法的一个重要目标。学生的迁移运用能力并不能直接反映出来，而是在新的任务完成过程中体现出来。

3.项目教学法的特点

（1）实践性。用于教学的项目来自生产实际，主题与真实世界密切联系，学生的学习更加具有针对性和实用性。

（2）自主性。在项目教学中，学习过程成为学生积极参与的动手创造实践活动，它注重的不是最终的结果，而是完成项目的过程。学生在这个过程中可以锻炼各种职业能力。教师已经不是教学中的主导者，而是成为学生学习过程中的引导者、指导者和监督者，学生的学习积极性很高。学生在项目实践过程中，可以理解和把握课程要求的知识和技能，体验工作的艰难与乐趣，培养分析问题和解决问题的方法和能力。所以，项目教学法为学生提供了根据自己的兴趣选择内容和展示形式的决策机会，学生能够自主、自由地进行学习，从而有效地促进学生创造能力的发展。

（3）综合性。项目教学法要求学生在完成“项目”工作时要经历一个相对完整的工作过程，即学生能明确项目任务，收集有关信息，独立制定计划、进行决策，组织实施计划，并在一定时间范围内可以自行组织、安排自己的学习行为；学生自己克服、处理项目工作中出现的困难和问题；进行过程检查，由于项目工作具有一定的难度，要求学生运用新学习的知识、技能，解决过去从未遇到过的实际问题；学习结束时进行结果评估，项目教学有明确而具体的成果展示，师生共同评价项目工作成果。教学中可以根据教学实际需求灵活应用。所以具有学科知识运用的交叉性和单项能力综合运用的特点，是学生综合能力，特别是团队合作能力、组织领导能力、语言沟通能力等培养的有效工具。

（4）发展性。教师根据行业企业岗位的实际需求和教学内容从实际生产生活中选取相关项目，项目确定后，整个教学过程也就确定了，学生通过完成项目来达到对本课程教学内容的掌握。运用项目课程，可以使得长期项目与阶段项目相结合，单一项目和综合项目相结合，最终实现应用型高等教育教学目标。

（5）开放性。项目教学中，学生学习的形式是以小组为单位，采取合作学习方式，每个小组负责完成自己所选定的子项目或任务，小组成员在学习过程中共同探索或发现的信息和材料为全班学生共享，对学生学习评价要以学生完成项目的情况为依据，体现在学生围绕主题所探索的方式、方法和展示、评价具有多样性和选择性。

二、情景导向的行动教学

情景导向行动教学方法适用于职业情景变化频繁、工作过程不能固定的职业活动教学。这种教学方法的价值在于学生对工作对象心理预期的把握和应变能力的培养，追求工作对象满意和惊喜的体验，是培养现代服务业应用型人才或进行工作情景变化较大的课程的最常用的教学方法。

（一）模拟教学法

1.模拟教学法的含义

模拟教学法由 Fannin Shaftel 和 George Shaftel 于 1967 年所建立，通过表演相关情境和谈论表演的方式来探索感情、态度、价值、人际关系问题，以及这些问题的解决策略。模拟教学法是一种以教学手段和教学环境为目标导向的行为引导型教学模式。模拟教学分为模拟设备教学与模拟情境教学两大类：模拟设备教学主要是靠模拟设备作为教学的支撑，其特点是不怕学生因操作失误而产生不良的后果，一旦失误可重新再来，而且还可以进行单项技能训练，学生在模拟训练中能通过自身反馈感悟正确的要领并及时改正。模拟情境教学主要是根据专业学习要求，模拟一个社会场景，在这些场景中具有与实际相同的功能及工作过程，只是活动是模拟的。

2.模拟教学法的实施

模拟教学法的具体实施主要是围绕着管理四阶段（PDCA）展开，即 Plan（计划）、Do（执行）、Check（检查）、Action（处理）。

（1）计划阶段。主要是制订教学计划，布置模拟任务。在这个阶段相当于情景创设步骤。第一，教师应根据专业的教学目标和要求，并结合学生的实际情况，制定出模拟教学课堂的教学目标和教学要求。教学目标主要包括知识目标和能力目标，知识目标主要是拓展学生的知识面，能力目标着重培养学生的动手能力、实践操作能力、协调沟通能力和灵活应变能力。第二，设计模拟任务单元。教师必须根据教学目标的要求，将本次模拟课程中所涉及的问题细化和分解成不同的单元。第三，教师在布置模拟任务时，选择的材料应是学生实际生活中熟悉的对象，可操作性很强，而且富有挑战性，能够调动学生参加模拟训练的积极性和主动性，激发学生强烈的求知欲；教师备课不仅要将教材内容精化，而且要翻阅大量的报纸杂志，收集典型案例，以保证案例具有一定的代表性、真实性、启发性、针对性。

（2）执行阶段。主要是执行计划，组织小组模拟表演。这个阶段包括角色选定和剧情演绎两个步骤。

模拟角色选定阶段要求：①教师先结合学生的实际情况，把学生分成几个相应的模拟小组，让各个小组接受不同的任务单元，并着手准备模拟现场操作。②在各小组选择了模拟任务单元后，教师要对各任务单元进行排序，并列出学生所需要的参考资料，给予学生充分的时间利用图书馆和网络对任务进行分析、综合判定，熟悉模拟角色。使学生把角色模拟的前期工作做细、做好。③各小组成员对问题进行深入分析探讨，按照学生自由选择和易于操作相结合的原则来安排岗位。让学生自由选择合适的道具，布置场景，并对自己所模拟的角色进行揣摩，从社会现实性和资料充足度等方面做好准备工作，力求提高模拟的真实性。

剧情演绎是学生进入实践的中心环节，学生在做好充分准备的基础上，凭借已有的专业知识，带着老师提出的问题进入所创设的教学情景，组织小组成员进行模拟表演，来检验专业理论。在一个小组进行角色模拟的时候，教师和其他小组的同学要仔细观看，并把该小组出现的问题一一记录下来。在模拟表演过程中，教师应当适时引导，适当启发，保证模拟现场不会冷场，能够有序进行。学生要根据自己所扮演的角色特点，进行现场发挥，完全依赖自己的创造性去发展自己的角色。在这一阶段，学生的主体创造力能够得到充分的发挥。此外，还要求其他小组的同学必须保持现场的安静，不发表任何意见，不能打断模拟表演，有什么不同的意见或看法，先做好记录，等模拟表演结束后再进行分析和讨论。

（3）检查阶段。这个阶段包括自主总结和知识构建两个步骤。

自主总结的任务是将学生的模拟表演结果与教学计划、教学目标要求相对照，看看是否达到了预定的教学目标要求，表演中存在哪些问题。演练结束后：

首先，各小组对本组的演练进行介绍、分析和总结，以便相互了解、取长补短；其次，小组互评，各小组对其他小组的演练内容和角色表现进行评价或质疑；最后，教师根据学生角色模拟的实际情况以及学生对模拟过程的反应，予以归纳总结，指出模拟表演中哪些是比较成功的？哪些值得肯定和表扬？同时也要委婉地指出学生在模拟表演中存在的问题，并指导其进行解决。

知识构建是在总结步骤完成后，对知识进行巩固和梳理的环节，也是培养学生创造性思维的阶段。本阶段要求教师面对出现的新问题，要为学生打开创造性思维之窗，引导学生进行发散性思维。而学生听了其他同学和老师对自己的评价后，可以对自己的行为表现进行反思，结合理论知识思考如何将角色发挥得更好。这样，既可以使学生通过模拟表演来锻炼自己的实践能力，又可以使学生在讨论中拓展知识面，从而认识自己的缺陷和不足。

（4）处理阶段。这个阶段包括再次扮演和考核评价两个步骤。

再次扮演阶段主要是在前一次模拟表演的基础上，对前次角色的再模拟或者转换角色进行模拟。一般上次模拟成功后可以转换角色进行模拟，以加深对不同角色的认识和理解。上次模拟失败后，可以对上次角色进行再次模拟。再次模拟过程中要吸取上次的教训、借鉴上次的经验，以便获得更好的成绩。

考核评价阶段是对模拟教学法在课程应用中的最终成果进行检验，通过对模拟教学法开展过程的总结，找出优点和缺点，对优点进一步改进，以应用到下次模拟教学中，对缺点进行改正，并在下次模拟教学中予以更换。此外，评价环节还包括对学生学习成绩的评价，学生的成绩不再仅由期末考试成绩决定，还应包括角色扮演成绩和创新思维成绩。

3.模拟教学法的特点

（1）主体性

模拟教学，打破了传统教学法中教师在台上讲授、学生在下面做听众这种学生被动接受、教师是教学的主体的格局，将学生作为整个教学过程的主体，让学生充分理解工作全过程并能实际模拟，真正让学生成为学习的主人。在整个模拟教学过程中，学生是真正的主角，每位学生都要经历仔细阅读、查找资料、设计方案、角色分工、讨论发言、模拟扮演、总结评价等一系列实践环节，始终处于主动学习、积极探索的状态。

更为重要的是在模拟教学中，教师扮演的角色不是学生的导师、知识的传播者，而是学生的朋友、指导者。教师的主导作用在于创造一个能够促进学生学习的愉悦、宽松、合作的课堂氛围，鼓励学生自己探索问题、解决问题，使其发挥独立性与创造性。模拟教学方法更强调的是让全体学生都能在主动而非被动地学习中，主动探索、积极思维、自觉实践，积极自觉地将课本知识的精髓内化为自我发展的养料，促使他们的身心潜能、整体素质和个性获得充分和谐的发展。

（2）实践性

模拟教学法是以解决学生在现实工作中遇到的问题为目标的，模拟的内容要选择真实性的任务，不能对其做过于简单化的处理，使其远离现实的问题情景。因此，模拟教学法具有很强的实践性。

模拟教学法改变了传统教学过程中过于强调知识传授的特点，弥补了讲授教学法的不足，为学生提供了一个接近真实的实践平台。学生通过扮演各种实际工作中的角色，站在情景设定的有关人员的立场上看问题，去体验在特定的环境里会有什么样的反应和行为，能够让学生在亲身体验中自觉地将理论知识与实际操作结合起来，并在实际操作中独立思考和分析，运用所学知识去解决模拟环境中的实际问题，锻炼和培养学生面对困难、矛盾和冲突，灵活应变解决问题的能力。

（3）互动性

在模拟教学中，教师是导演，是推动者，其主要作用在于引导模拟教学的全过程；学生是主演，以主体参与者的姿态进行具体的情景模拟、案例操作，完成从配角到主角的转换。

教师在实施模拟教学时要鼓励学生积极参与、大胆发言，师生之间、生生之间进行多边的信息交流。这不仅指教师和学生之间的互动，还包括学生与学生之间的沟通。模拟教学过程中的互动是不以人的意志为转移的客观存在，它的进行以言语及非言语表征为沟通媒体。这就要求教师必须把模拟的课堂教学置于师生之间和生生之间的多边活动的主体背景上，突出主体性因素之间的多边互动，使模拟教学不仅具有单边、双边色彩，而且具有多边色彩，形成一个信息交流的立体网络，从而有利于充分开发和利用模拟教学系统中的人力资源，调动学生的积极性和参与度，促使师生之间、生生之间相互启发、相互联结、相互反馈、相互调适、相互评价，以增强教学效果。学生在模拟教学法中不是被动地接受知识，而是积极参与讨论和实施，充分发挥了主观能动性和创造性。

（4）开放性

传统教学方法是满堂灌，教师所起的作用只是把知识系统地传授给学生。受课堂教学时间的限制，教师所传授的知识大部分是书本上的，无法涉及本学科最新领域乃至课外的有关知识，学生知识面窄，无法进行多学科融合和理解。而模拟教学过程中由于具体问题往往都同时与多个概念理论相关，更强调了知识点的交叉运用，使学生接触到书本上学不到的知识，为日后顺利走上工作岗位打下坚实的基础。

模拟教学法通过设置一定的情境，扩展了知识的容量、信息的密度、时空的跨度，并使情境所涵盖的外延具有很大的开放性和包容性，将很多知识进行有机结合。它不但重视学生的参与意识及主观能动性的充分发挥，而且强调的是培养学生思考的多向性、空间的多维性、运用的灵活性和结论的多元性。

（5）实效性

模拟教学法的教学过程与现实的问题解决过程相类似，问题的解决之道往往隐含于情景之中，教师并不是将提前已准备好的内容交给学生，而是在课堂上展示出与现实中工作人员解决问题相类似的探索过程，提供解决问题的原型，并指导学生探索。

模拟法让学生在各种不同的模拟情景中去感受各种具体的复杂事物，并将学习内容应用到现实生活中去，求得解决问题的方法。模拟教学法的最大优点是可以使学生习得解决问题和作出决定的各种较高级的技能，以及此模拟情景所依据的各种概念，并由此影响到学生的态度和价值观。因此，模拟教学法具有实效性的特点。

（6）情景性

模拟教学法不需要独立于教学过程的测验，而是采用融合式测验，在学习中具体问题的解决过程本身就反映了学习的效果。在真实性任务中，学生了解自己所要解决的问题，有主人翁感；任务本身又是整体性的，具有挑战性，解决了问题就达到了教学的目的，反映了学生的学习成果。因此，采用模拟教学法教学，教师可以进行与学习过程一致的情景化评估，而不需要像传统的教学法那样，再进行单独的测验过程。

（二）案例教学法

1.案例教学法的含义

案例教学法，是指在教师的指导下，围绕教学目标，学生对呈现的典型案例进行讨论分析、归纳总结，从而培养学生思维能力的一种新型教学方法。案例教学法的产生可以追溯到古希腊和古罗马时代。希腊哲学家、教育家苏格拉底在教学中曾采用“问答式”教学法，这可以看作案例教学的雏形。之后，希腊哲学家柏拉图继承了苏格拉底的教育思想，将“问答”积累的内容编辑成书，在书中附加了许多日常生活的小例子、小故事，一个例子说明一个原理，这些小例子可被看作案例的雏形。案例教学最早应用于法学和医学领域，1908 年哈佛商学院正式成立时，案例教学法又被引入商业教育领域。1908 年哈佛大学创立企业管理研究院，开始正式推行案例教学。

2.案例教学法的实施过程

案例教学法的实施，一般包含课前准备、课堂实施和课后评估三个步骤。

（1）课前准备。课前准备是案例教学的起点。应从教师备课和学生预习两方面着手。教师的课前准备工作包括以下几个方面：

第一，选择教学案例。教师选择教学用的案例是一项重要而有难度的工作。需要从教学目标、案例难度、实用性及学生特点的维度衡量案例。

第二，案例内容准备。教师在准备案例时应了解案例的事实，教师要熟悉和精读案例，对案例的情境要有把握；对有关信息进行透彻分析。对于案例思考题把握难易程度，问题宜由浅入深，由具体到抽象，层层推进，以达到让学生尽快将理论与实践快速融合的效果。

第三，明确教学重点。案例教学的时间有限，应该根据教学目标的不同对案例中重要的讨论题作优先安排。在教学重点的准备过程中，必须考虑教学目标与学生特点等因素，避免凭教师的主观想象确定教学重点，造成学生需要的没有作为重点；学生掌握不了的或已经掌握的，却被作为重点。

第四，做好教学计划。根据教学目标和教学重点，教师通常需要制定教学实施计划，明确一系列方法步骤。比如，是否需要将学生划分为小组？如何划分？小组成员间应该如何协调？教师希望课堂上发生什么？如何使其发生？讨论按什么顺序进行？案例的每一部分需要讨论多长时间？是对讨论进行控制，还是任其自由发展？

学生在案例教学前也应该按照教师的布置和要求对案例进行阅读和思考，进行个人分析，带着问题和目的进入案例教学课堂的具体实施环节。

（2）课堂实施。案例教学中的教师与学生是双主体关系。在案例教学中尽管推崇将学生作为主角，教师不再是主宰课堂的权威，教师在此时所起的作用类似于“导演”，对学生的分析、讨论不作过多的干预和评论，并充分地尊重学生的观点、想法，但教师要采用组织引导、激励控制，同时还要对这些观点加以归纳和总结，充分引导学生知识和能力的升华。

学生对已掌握的资料进行分析，归纳相似性、寻找差异性，积极参与小组讨论和课堂讨论，通过思想碰撞，引发并记录新发现和新认识。这个过程是案例教学法与传统教学法最显著的差异性所在。传统教学中，教师讲得很精彩，分析很细致，但学生的主观能动性没有得到充分发挥，学生的主体地位没有得到充分的体现，教师是教学的主体；而在案例教学法中，教师与学生之间是一种“师生互补，教学相辅”的关系。教师将分析案例的“主权”交给了学生，让学生运用所掌握的各种知识，甚至是课外的知识去分析这些问题，讨论解决方法。

（3）课后评估。课后评估环节的主要目的在于使学生和教师这两个案例教学的主体都能够获得关于本次案例教学的信息反馈，评估可以从教师评学、学生评教及专家评价几方面展开。

课后，教师对学生在案例教学中的情况进行总结和评估，可以让学生明确自身的特点、优势和不足，为其进一步学习指明方向。教师在总结时应注意避免空谈，对案例所涉及的问题也不一定给出标准答案，而是通过分析具体问题归纳该案例教学的成功和不足之处，分析学生课前阅读案例、课中跟随案例的情况控制自己的思路和表达观点的情况。

在案例教学中，学生是案例教学活动的参加者和教学效果的直接体现者，学生对案例教学内容和实施的评价与反馈是案例教学效果评估中重要的一环。

学生对教师的评估也应该更多地关注案例教学的全过程，如可以评价教师课前准备的案例选择是否适合课程目标、学生特点，教师对案例的掌握程度以及教学计划的充分性。对教师课堂实施的评价可以从课堂讨论的组织与引导、学生的激励与控制以及案例的总结几方面进行。

独立性的专家以一种旁观者的身份来看待案例教学的效果评估。由于他们从事教学管理工作，教学工作经验丰富，对案例教学有相当研究，因此可以给案例教学提供一些建设性的意见。

至于评价方法并无固定模式，既可以采用定性的方法也可以采用定量的方法。需要注意的是，应该针对不同的教育培训对象以及不同的教学目的，灵活掌握评价方法和标准。

3.案例教学法的特点

（1）目的明确性。通过一个或几个独特而又具有代表性的典型事件，让学生在案例的阅读、思考、分析、讨论中，建立起一套适合自己的、完整而又严密的逻辑思维方法和思考问题的方式，以提高学生分析问题、解决问题的能力，进而提高素质。

（2）真实客观性。案例所描述的事件基本上都是真实的，不加入编写者的评论和分析，案例的真实性决定了案例教学的真实性，学生可以根据自己所学的知识，得出自己的结论。

（3）较强综合性。原因有二：一是案例较之一般的举例内涵丰富；二是案例的分析、解决过程也较为复杂。学生不仅需要具备基本的理论知识，而且应具有审时度势、权衡应变、果断决策之能。案例教学的实施，需要学生综合运用各种知识和灵活的技巧来处理。

（4）深刻启发性。案例教学，不存在绝对正确的答案，目的在于启发学生独立自主地去思考、探索，注重培养学生独立思考的能力，启发学生建立一套分析、解决问题的思维方式。

（5）突出实践性。学生在校园内就能接触并学习到大量的社会实际问题，实现从理论到实践的转化。

（6）学生主体性。学生在教师的指导下，参与进来、深入案例、体验案例角色，通过分析、讨论、交流提高学生独立思考与创造的能力。

（7）过程动态性。在教学过程中存在着教师个体与学生个体的交往，教师个体与学生群体、学生个体与学生个体、学生群体与学生群体的交往。也就是师生互动、生生互动。

（8）效果多元化。根据联合国教科文组织对案例、研讨会、课堂讲授等九种管理教学方法的调查统计发现：在分析能力培养方面，案例教学法位列九种方法之冠；在知识传授、学生接受度及知识留存力这三方面，案例教学法居第二位；在学生态度转变和提高人际技巧方面，案例教学法在第四位，也属上乘。

（三）角色扮演法

1.角色扮演法的含义

角色扮演法由美国 Kelly 于 1995 年提出。角色扮演教学是由学生扮演职业情境中的角色，设身处地地分析与解决所面临的问题，通过故事情节和问题情境的设置，让学生在模拟的情况下，扮演故事中的人物，理解人物的心理世界，进而增进对问题情境的理解。角色扮演一般包括角色认知与角色实践两方面，角色认知是扮演者对角色规范和角色要求的认识和理解；角色实践则是在一定情景下，扮演者进行角色扮演的实际过程或活动。一个人的角色扮演可能与社会对其扮演角色的要求存在一些偏差，他可以通过自我评价或他人评价来认识到这种差距，并通过角色学习或角色调适来消除这种差距，从而达到完整的社会化。学生从所扮演角色的角度出发，运用所学经验，从内心深处感受角色的情感，以提高学生感情商数和处理问题的能力。角色扮演的主要目的，在于为个人提供学习角色扮演的机会，使个人能设身处地地去扮演一个在实际生活中不属于自己的角色，并可以通过不断地演练，学得更多的角色模式，以便自己在应对各种环境时更具有弹性。

2.角色扮演法的实施

角色扮演法在实施过程中，通过教师的适当引导，让学生在设计的情景中，真实体验具体的工作和服务流程，关注细节，以培养高度洞察力和工作意识。

（1）布置任务。向学生说明活动的名称、内容、要求，需要哪些角色及如何分工、准备时间、表演时间等，并调动起学生参与角色扮演活动的积极性。要让学生感受问题的存在和重要性，使其了解学习的目标。教师可以通过实例向学生说明问题，如用影片、电视节目、故事的方式说明，也可以用问问题的方式使学生思考或预测故事结果。

（2）选择参与者。教师在布置和讲解任务之后，和学生共同讨论学生的想法与感受、计划实施的内容和计划采用的方法，然后将各种问题情境的角色分配给学生，或是让学生依据自己的意愿选择想要扮演的角色。

（3）布置情境。教师在选择参与者之后，引导学生融入自己的角色，将各种情境以简要的方式说明，或加以情境布置，让学习者可以感受到整个演出的真实情境。

（4）安排观众。观众能够主动参与是重要的影响因素，教师应该事先让学生了解并尊重演出者的重要性，要求观众都应专心观察同学的演出，并决定观察的重点及分配观察工作，让观察活动包含在整个教学活动之中，以增加参与感，使整个团体经历演出过程及观看演出后能够分析讨论角色扮演的乐趣。

（5）角色扮演。表演是实施角色扮演法教育的中心环节，表演是“演员”按照活动要求扮演各种角色，完成一定的角色行为。表演者要假设角色是活在真实情景中的，是真实的反应，但是不要期望角色扮演可以进行得很顺利，也不要期待表演者可以表演得很好。教师要让表演只进行到以下几种状况：预期的行为清楚呈现，行为技巧表现出来，表演停顿下来，行动表达出观点或是想法。假如以后的讨论透露出学生对事件或角色不够了解，教师可以再要求其表演某一幕。

（6）讨论评价。评价实际上是评委及观众对扮演者表演情况的评价分析，以及扮演者自身的评价分析。评价方式包括表演者自我评价与他人评价两种方式。角色分析可以对表演者的表演艺术作适当的评价，但主要是对表演者的角色认知与角色实践作出评价。这一环节是角色扮演法教育方式的关键。如果表演者和观众理智和情感都投入其中，则讨论会自然地进行。刚开始讨论可能集中在与故事情节的异同或不同意角色的表演方式等主题，表演的结果和演员动机则是更重要的主题。教师可用发问的方式增进观察者对角色扮演的思考。例如，“对角色人物的观感”“情节的布局是否合理”“有没有其他方式可以改善”等，教师在实施教学时，要引导学生进行讨论活动。

（7）再扮演。此阶段的重点活动在于让学习者从错误尝试中，学习如何面对问题、解决问题，并促进对人际关系的洞察。再扮演活动可以视教学的需要而重复实施，并加以一两分钟的讨论活动，让学习者可以了解相同角色不同情境所代表的意义，增进学习者以不同的立场看待相同的事物。

（8）再评价。此阶段的重点在于由教师引导学生再次面对问题，思考解决问题的情境与方式。

（9）分享与讨论。使问题情境与真实情境相关联，教师询问学生有没有类似的生活经验或实例，可以提供给大家并发表对问题的看法。教师可以从学生的演出和讨论的内容中，归纳要点并指出行为实践的意义和法则。

3.角色扮演法的特点

在真实情境的模拟下，突出学生的课堂参与性，培养学生自我学习的能力、动手实践的能力、观察分析的能力、总结评价的能力。在学到工作方法的同时，将这些方法运用到工作实际中，提高学生解决问题的能力和职业素养。

（1）参与性。可以充分调动学生参与的积极性，为了获得较高的评价，学生一定会充分表现自我，施展自己的才华。作为学生都知道怎样扮演指定的角色，是明确地、有目的地活动。在扮演培训过程中，学生会抱有浓厚的兴趣，并带有娱乐性功能。

（2）灵活性。角色扮演的形式和内容是丰富多样的，为了达到教学目的，教师可以根据需要设计主题、场景。在教师的要求下，学生的表现也是灵活的，教师不会把学生限制在有限的空间里，否则不利于学生真实水平的发挥。教师可以根据教学需要改变学生扮演的角色，与此同时，教学内容也可以做出适于角色的调整。

（3）实效性。角色扮演法可以让学生置身于将来可能遭遇到的模拟情境中，揣摩当时可能发生的真实情况，使将来遇到类似问题或状况时，能因为受过这类训练而迅速做出反应，以使任务、工作能顺利进行，问题也可以顺利解决。

（4）情景性。角色扮演过程中，需要角色之间的配合、交流与沟通，因此可以增加角色之间的感情交流，培养学生的沟通、自我表达、相互认知等社会交往能力。尤其是同学之间一起接受培训进行角色扮演时，能够培养其集体荣誉感和团队精神。

（5）情感性。角色扮演教学法在人为的环境中复制体验和实际一样的内心情感，让学习者感受与现实工作相近的困境、问题和情绪，所以，学生容易融入使他们产生剧烈转变的情绪中。学习者经历精神的、情感的、认知的领域，这样的学习可说是涵盖整个人——包括他（她）的知觉、感觉及肢体反应，学生有深刻的经验，记忆也能维持较久。

三、效果导向的行动教学

（一）头脑风暴法

1.头脑风暴法的含义

头脑风暴法出自“头脑风暴”一词，是由美国创造学家 A.F.奥斯本于 1939 年首次提出、1953 年正式发表的一种激发性思维的方法。此法经各国创造学研究者的实践和发展，至今已经形成了一个发明技法群，如奥斯本智力激励法、默写式智力激励法、卡片式智力激励法等。如今，头脑风暴法作为从心理上激励集体创新思维的一种常用方法，被越来越多地运用于教学当中。

头脑风暴法的核心是高度充分的自由联想。这种方法一般是举行一种特殊的小型会议，与会者可以毫无顾忌地提出各种想法，彼此激励，相互启发，引起联想，促进创意设想的连锁反应，产生众多的创意。其原理类似于“集思广益”。头脑风暴法的激发机理主要有：第一，联想反应。联想是产生新观念的基本过程。在集体讨论问题的过程中，每提出一个新的概念，都能引发他人的联想。相继产生一连串的新概念，产生连锁反应，形成新观念堆，为创造性地解决问题提供了更多的可能性。第二，热情感染。在不受任何限制的情况下，集体讨论问题能激发人的热情。人人自由发言、相互影响、相互感染，能形成热潮，突破固有观念的束缚，最大限度地发挥创造性的思维能力。第三，竞争意识。在有竞争意识的情况下，人人争先恐后，竞相发言，不断地开动思维机器，力求有独到见解、新奇观念。心理学的原理告诉我们，人类有争强好胜心理，在有竞争意识的情况下，人的心理活动效率可增加 50%或更多。第四，个人欲望。在集体讨论解决问题过程中，个人的欲望自由不受任何干扰和控制，是非常重要的。头脑风暴法有一条原则，即不得批评仓促的发言，甚至不许有任何怀疑的表情、动作、神色。这就能使每个人畅所欲言，提出大量的新观念。

2.头脑风暴法的实施

（1）准备阶段

教师确定讨论问题。头脑风暴法最适用于解决什么样的问题？首要条件是研究的问题应是特殊的，而不是一般性的问题。教师在确定讨论问题时应具体、明确，不宜过大或过小，不要同时将两个或两个以上的问题混淆讨论。对于那些略复杂的问题，可以将问题分开，并针对每个问题专门召集一次会议。其次，头脑风暴法仅能用来解决一些要求探寻设想的问题，不能用来解决那些事先需要做出判断的问题。如“是否应对学校的德育教学进行改革”这样的问题就不适用，因为面对这一问题必须要先说明实施改革或者不实施改革的理由。

通知学生提前准备。教师应至少提前 5~10 天将所要讨论的问题和资料发给学生。事先通知的目的是让学生有时间酝酿解决问题的设想。最好在材料后附上几个形成设想的实例，以启发学生。

安排记录员并准备物资。尽可能安排两个设想记录员来记录发言人的设想，同时可以利用录音笔协助记录讨论会的全过程。可以准备幻灯片来播放讨论的主题和演示头脑风暴法的规则等。最好给每个学生准备一张纸和一支笔，让他们及时把想到的设想记下来。

头脑风暴法运用于教学中，要求教师和学生必须作好充分的准备，由于学生要事先酝酿解决问题的设想，所以参与头脑风暴的学生必须具备一定分析问题的能力。

（2）实施阶段

会议一开始，教师可用 PPT 介绍头脑风暴会议的基本原则，并补充说明要解决的问题。为使气氛轻松自然，让大家尽快适应规则，教师可提一些极为简单的问题让大家尽快进入状态。教师应尤其注意首次参加头脑风暴会议的成员，让他们尽快适应环境。在讨论过程中，教师、学生、记录员应分别注意以下实施要点：

对教师的要求。教师在头脑风暴中以主持人的身份出现，教师不但要熟悉问题，而且必须熟练掌握头脑风暴法的处理程序、方法和技巧。教师最好要求学生按座位次序轮流发言，让每个学生都有机会提出设想。如轮到的人当时无新设想，可以跳到下一个。集体头脑风暴的方法可以提出大量设想，当一个与会者提出一种设想的时候，他会自然地将其想象引向另一个设想，但是就在这一瞬间他提出的设想会激发其他成员的联想能力，这就是“连锁反应”。教师应鼓励大家提出一些从已经提出的设想中派生出来的设想，这种连锁反应很有价值。学生每次发言最好只提一条设想，否则就会因为失去许多很好的“辩解”机会而使提出设想的效率明显下降。当举手的人多时，教师应让那些积极思维的人先发言。同时，教师可以在会议之前对解决问题的设想做一些准备，若学生一时提不出设想，教师便可以抛出自己的想法来启发大家。

对学生的要求。在头脑风暴中学生就是专家，学生应积极思考，尽可能提出设想，不用害怕自己的设想会遭到别人的嘲笑，哪怕是“荒唐”“怪诞”的设想。无论如何，学生不能照本宣科，如有准备好的设想，应在会议之前交给教师。当有几个人同时举手时，后面发言的学生可能会受前面发言的人的影响而忘记当时的设想，所以学生应及时把自己的设想用纸笔记录下来。

对记录员的要求。记录员最好坐在教师身旁，并及时记下学生提出的设想和他们的名字。速记无法做到一字不漏，所以记录的内容是设想的基本大意就行。当然，也可以用录音笔录下会议全过程。同时，记录员应按设想提出的顺序给每个设想编号，让教师随时掌握设想的数量，以启发学生再多提出 10 条设想等。

3.头脑风暴法的特点

在群体决策中，由于群体成员心理相互作用影响，易屈于权威或大多数人的意见，形成所谓的“群体思维”。群体思维削弱了群体的批判精神和创造力，损害了决策的质量。为了保证群体决策的创造性，提高决策质量，管理上发展了一系列改善群体决策的方法，头脑风暴法是较为经典的一个，其特点：针对解决的问题，相关专家或人员聚在一起，在宽松的氛围中敞开思路，畅所欲言，寻求多种决策思路，倡导创新思维。具体而言，可归纳为以下几点：

（1）自由畅谈。参加的教师和学生不应该受任何条条框框限制，放松思想，让思维自由驰骋，从不同角度、不同层次、不同方位，大胆地展开想象，尽可能地标新立异、与众不同，提出独创性的想法。

（2）延迟评判。头脑风暴必须坚持当场不对任何设想做出评价的原则。既不能肯定某个设想，又不能否定某个设想，也不能对某个设想发表评论性的意见。一切评价和判断都要延迟到会议结束以后才能进行。这样做一方面是为了防止评判约束与会者的积极思维，破坏自由畅谈的有利气氛；另一方面是为了集中精力先开发设想，避免把应该在后阶段做的工作提前进行，影响创造性设想的大量产生。

（3）禁止批评。绝对禁止批评是头脑风暴法应该遵循的一个重要原则。参加头脑风暴讨论的每个人都不得对别人的设想提出批评意见，因为批评无疑会对创造性思维产生抑制作用。同时，发言人的自我批评也在禁止之列。有些人习惯于用一些自谦之词，这些自我批评性质的说法同样会破坏会场气氛，影响自由畅想。

（4）追求数量。头脑风暴讨论的目标是获得尽可能多的设想，追求数量是它的首要任务。参加讨论的每个成员都要抓紧时间多思考，多提设想。至于设想的质量问题，自可留到会后的设想处理阶段去解决。在某种意义上，设想的质量和数量密切相关，产生的设想越多，其中的创造性设想就可能越多。

（二）卡片展示法

1.卡片展示法的含义

卡片展示法（Metaplan）是 G.Eberhard 和 W.Schnelle 开发出来的会议技术。卡片展示法是在展示板上钉上由学生或教师填写的有关讨论或教学内容的卡通纸片，通过添加、移动、拿掉或更换卡通纸片进行讨论、得出结论的研讨班教学方法。卡片展示教学法的结果总是一张张挂满各种卡通纸片的张贴板。运用卡片展示技术可以通过“书写讨论”的方式将学生引入交流的氛围，最大限度地调动所有学生的学习积极性，使每一位学生积极地加入发现和解决问题的工作中去，并可以有效克服谈话法不能记录交谈信息和传统的黑板上文字内容难以更改、归类和加工整理的缺点。采用卡片展示法的主要工具有：

（1）展示板。可用硬泡沫塑料、软木等制成，一般高度为 1~1.5 米，宽度为 1~2 米。展示板可固定在墙壁上，也可以安置在专门的支架上。

（2）盖纸，即面积与张贴板等大的书写用纸，必要时可以在上面书写、画图、制表或粘贴。

（3）卡片。可采用多种颜色和形状，如长方形、圆形、椭圆形甚至云彩和箭头形状等。

（4）大头针。头比常用的要大一些，以便于插上和拔下。

（5）其他。如记号笔、胶棒和剪刀等。

2.卡片展示法的实施

（1）开题。常采用谈话或讨论方式。教师提出要讨论或解决的课题，并将题目写在盖纸、云彩形或特殊形状的卡片上，用大头针插在展示板上。

（2）收集意见。学生把自己的意见以关键词的形式写在卡片上，并由教师、学生自己或某个学生代表插在展示板上。一般一张卡片只能写一种意见，允许每个学生写多张卡片。每张卡片的书写应该使其插在展示板上后让每个与会者都能看清。

（3）加工整理。师生共同通过添加、移动、取消、分组和归类等方法，将卡片进行整理合并，进行系统处理，得出必要的结论。

（4）总结。教师总结讨论结果。必要时，可将各种颜色的连线、箭头、边框等符号画在盖纸上。

3.卡片展示法的特点

（1）参与性。通过让学生动手写卡片、贴卡片，可以最大限度地调动所有学生的学习积极性。

（2）有效性。在较短的时间里获得最多的信息，有效克服谈话法不能记录交谈信息和传统的黑板上文字内容难以更改、归类和加工整理的缺点。

（3）发散性。展示板上的内容既有讨论的过程，又有讨论的结果；既是学生集思广益和系统思维的过程，又是教师教学活动的结果。

四、综合导向的行动教学

有些教学方法，不但可以用于过程导向、情景导向，还可以用于效果导向的行动教学。比如引导课文法、心智图教学法等。

（一）引导课文法

1.引导课文法的含义

引导课文法是借助于预先准备的引导性文字，引导学习者独立学习和工作的教学方法。在教学文件中，包括一系列的难度不等的引导问题。学生通过阅读引导课文，可以明确学习目标，清楚地了解应该完成什么工作。一般引导课文由以下几个部分构成：①任务描述，即工作任务书；②引导问题，学生通过问题的引导，“找出独立应对任务的知识和方法”；③学习目标描述；④学习质量监控单，避免了盲目性；⑤工作计划（内容和时间）；⑥工具与材料需求表；⑦专业信息；⑧辅导性说明等。

引导课文大致可分为：技术类活动过程引导课文、服务类活动情景引导课文和艺术类活动效果引导课文。

2.引导课文法的实施

（1）获取信息。获取信息即回答引导问题。关注获得信息的方法、渠道、手段；尽可能多地获取信息；信息的整理、存储；信息的分析、判断、使用。（使用正确的、有价值的信息）。

（2）制定计划。制定的计划通常为书面工作计划。要在给定的信息内，进行计划与决策；将任务和目标具体化；对工作进行划分并确定工作步骤；制定时间分配；作出决定。完成前面的工作后，要与教师讨论工作计划和引导问题的答案。

（3）实施计划。实施计划包括实施的准备、实施各个环节和工作的结束。

（4）检查。完成工作任务后，需要根据质量控制单自行或由他人进行工作过程或产品质量控制。对完整性和质量的检查；对照目标进行检查与评估；最后归档。

（5）评定。评定是指讨论质量检查结果和将来如何改进不足之处等。

3.引导课文法的特点

（1）教师为主导。在引导课文教学法中，教师的角色只局限于做好教学准备、提出引导问题、与学生一起讨论问题、编写质量控制单和在收尾阶段评价学生的成果。

（2）学生为主体。学生的角色则是独立获取信息、独立制定计划、独立实施计划和独立评估、检查自己的成果。

（二）心智图教学法

1.心智图教学法的含义

心智图又称思维导图、脑图、灵感触发图、概念地图或思维地图，是一种图像式思维的工具，利用图像辅助表达思维。围绕平面上的一个主题，画出与之相关联的对象，就像一个心脏及其周边的血管图，故称为“心智图”。由于这种表现方式比单纯的文本更加接近人思考时的空间想象，因而广泛用于记忆和创造性思维过程，用于研究、组织、解决问题和政策制定。

20 世纪 70 年代开始创建并推动这一方法的是英国人托尼・巴赞（Tony Buzan），但其实心智图（或者是相似概念）在教育学、工程、心理学等领域的应用已经有几世纪，以辅助学习、搜集创意、组织记忆、视觉记忆和解决问题。其基础之一即语义的网状结构（semantic network）则有相当久远的历史。实际上，Allan Collins 早在 20 世纪 60 年代早期就对心智图展开了研究，在学术、创造力和生动的思考上颇有成果，被称为心智图模型之父。

心智图的中心通常是一个单字或者是一个主题，而环绕在中心外的是相关的思想、言论和概念，用一个中央关键词或想法以辐射线形连接所有的代表字词、想法、任务或其他关联项目，是一张集中了所有关联信息的语义网络或认知体系图像。所有关联信息都被辐射线形及非线性图解方式连接在一起，基于头脑风暴（激发灵感）方法，建立一个适当或相关的概念性组织框架。

科学研究已经充分证明：人类的思维特征呈放射性，进入大脑的每一条信息、每一种感觉、每一个记忆或思想（包括每一个词汇、数字、代码、食物、香味、线条、色彩、图像、节拍、音符和纹路），都可作为一个思维分支表现出来，它呈现出来的就是放射性立体结构。

这一方法利用色彩、图画、代码和多维度等图文并茂的形式来增强记忆效果，使人们关注的焦点清晰地集中在中央图形上，用相互隶属与相关的层级图表现各级主题的关系，把主题关键词与图像、颜色等建立记忆连接。心智图允许学习者产生无限制的联想，这使得思维过程更具创造性。其原理主要是将人类思考的放射性具体化，利用记忆、阅读、思维的规律，协助人们在科学与艺术、逻辑与想象之间平衡发展，以开发人类大脑的潜能。

心智图的放射性思考方法一方面可以加速资料的累积量，更重要的则是将数据依据彼此间的关联性分层分类管理，使资料的存储、管理及应用因更系统化而提高大脑运作的效率。同时借由颜色、图像、符码的使用，不但可以协助记忆、增进创造力，也让思维更轻松有趣，且具有个人特色及多面性。

心智图以放射性思考模式为基础的收放自如方式，除作为一个快速的学习方法与工具外，还运用在创意的联想与收敛、项目计划、问题解决与分析、会议管理等方面。它在个人、家庭、教育和业务中得到普遍的应用，包括笔记、集体讨论、总结、修正、理清想法。心智图也可以用来整理复杂的想法或者是当作记忆的小技巧。比如，听演讲时可以使用心智图来记下最重要的字词或是重点。

2.心智图教学法的实施

（1）绘制准备

教师确定教学主题，并指导学生准备绘制工具。绘制工具包括纸和笔，比如A3或A4大小的白纸、书写的笔，笔最好是四种不同颜色的，以用于区分。

（2）进行绘制

在纸的中心列出心智图的中心主题（书名或者某个问题），并且以图形的形式体现出来，称之为中央图。中央图要有三种以上的颜色，一个主题一个大分支：有多少个主题，就会有多少条大的分支，每条分支要用不同的颜色。

可用数字代码代表内容，用箭头的连接说明信息之间的关联：将有关联的部分用箭头连起来，可以很直观地了解到信息之间的联系。也可以运用代码表示特定的关联关系，这样只需标注代码，就可以知道这些知识之间的联系。只写关键词，并且要写在线条的上方，要求线条长度就是词语的长度。

中央线要粗，心智图可通过线条的粗细来体现层次：越靠近中间的线会越粗，越往外延伸的线会越细，字体也是越靠近中心图的越大，越往后面的就越小。线与线之间相连，线条上的关键词之间也是相互隶属、互相说明的关系，而且线的走向最好保持平行，这样有利于阅读。

有些心智图的分支外面围着一层外围，称为环抱线。环抱线能让人更直观地看到不同主题各个分支的内容，容易形成整体印象，也可以让整幅心智图看起来更美观。外围线自然是最后的一步。可以将所有分支顺序编号，也可以每一分支内重新编排，主要视需要和习惯而定。

（3）绘制评价

通过绘制心智图，对学生的思维类型进行分类，并指出不同职业活动需要的最有效的思维模式。

3.心智图教学法的特点

（1）有效性。是心智技能训练的有效方法。心智图作为一个可以提高工作学习效率、促进思维扩展的工具，能够发现和培养各种思维模式。

（2）趣味性。可以通过手绘和计算机绘制，具有很强的趣味性。

第四章　应用型高等教育教材理论

教材是学生学习的对象，是学习主体对其进行信息加工的客体，是用以培养学生高尚道德情操、传承人类知识精华、构建学生能力结构和发展学生学习动机的外部工具或手段。《新时代高教 40 条》指出：“加强教材研究，创新教材呈现方式和话语体系，实现理论体系向教材体系转化、教材体系向教学体系转化、教学体系向学生的知识体系和价值体系转化，使教材更加体现科学性、前沿性，进一步增强教材针对性和实效性。”由于传统模式的影响，现行应用型高等教育的教材均为学科式教材结构，这种结构的教材很难培养应用型人才。因此，我们必须对现行教材结构进行改革，按照专业整体规划、职业活动导向、学习动机发展、以能力为本位、教学策略组合、媒体有效运用等原则对教材进行结构设计，使教材既体现各门课程中研究对象本身的内在联系，即通常所说的科学性，又体现学习规律和能力形成规律，使教材具有高度的教学效能。

第一节　专业整体规划原则

应用型高等教育教材规划与学科教育教材规划不同，这主要是由于应用型高等教育教学目标和学科教育教学目标不同决定的。学科教育的教学目标是使学习者掌握学科结构；而应用型高等教育的教学目标是使学习者具备专业所对应职业岗位的职业能力。学科教育的教材内容可以由学科内容确定，学科间的内容界限一般是清晰的；而应用型高等教育的教材内容取决于职业能力要求，这些职业能力在哪一门课程中学习，需要进行整体规划。因此，应用型高等教育专业教材规划应遵循整体规划原则。学科教育没必要针对一个一个专业的教材进行整体规划建设，可以针对某课程科目独立进行教材的设计编写。应用型高等教育教材规划则必须针对一个一个专业，进行教材的整体规划建设。

应用型高等教育各专业的课程设置形式如图 4-1 所示。从图中可以看出，应用型高等教育各个专业的课程科目、教学目标和教学内容是从专业培养的能力目标倒推出来的，这是应用型高等教育与学科教育在课程理论上的关键不同点。这样，应用型高等教育每个专业的各门课程科目的教材规划，就需要遵守整体化原则。具体讲，就是应用型高等教育的一个专业需要有自己的一套教材，应用型高等教育教材规划需要按专业进行规划。

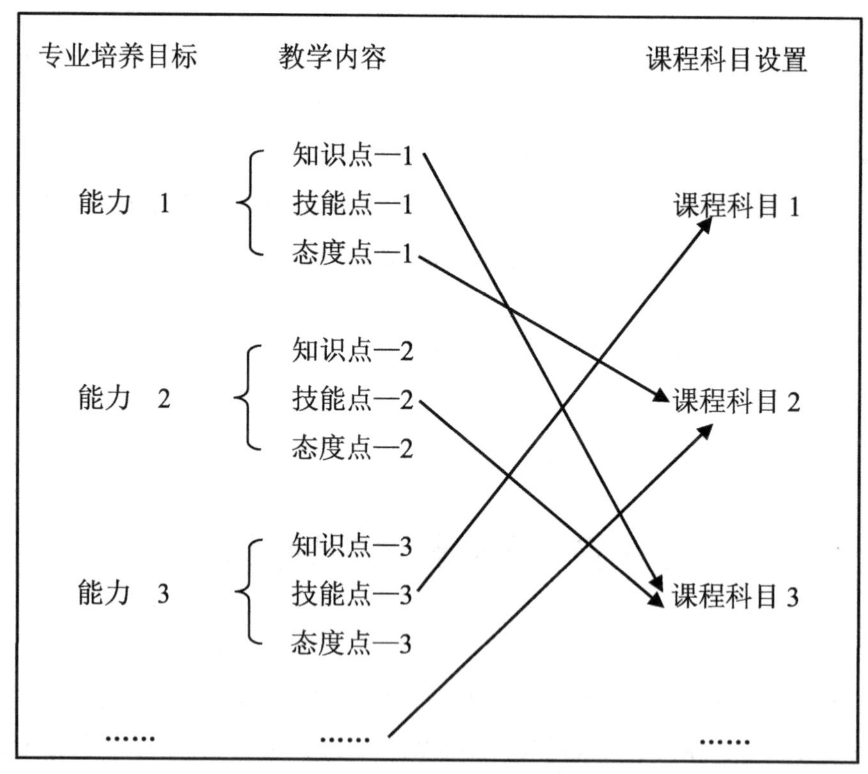

图 4-1 专业课程设置示意图

应用型高等教育课程理论研究表明，应用型高等教育各门课程科目的课程目标取决于专业培养目标，因此应用型高等教育教材目标设计需要遵守一体化原则。具体如图 4-2 所示。

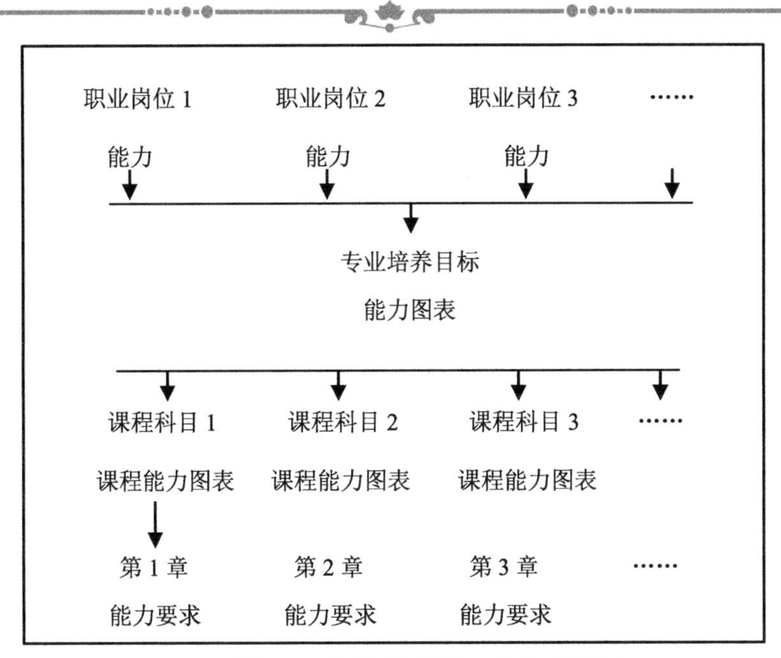

图 4-2　教材目标设计一体化示意图

第二节　职业活动导向原则

一、过程导向原则

任何一项职业活动的完成都需要经过一个完整的职业活动过程，因此应用型高等教育的教学设计需要运用好这一职业活动的逻辑顺序特点。在教学过程中，为了使学生熟悉职业活动过程，首先要把职业活动过程介绍给学生，然后按职业活动的先后顺序，开展教学活动。这就是教学设计的职业活动过程导向原则。

这项原则对于应用型高等教育的任何一个专业的教学设计都具有指导意义，特别是那些每天面对的大多是一些固定不变的职业环境和过程的专业，因此职业活动过程可以作为教材设计的主线。

二、情景导向原则

职业活动除了有过程，又都是在一定职业情景下进行的，有时这些职业情景会随机发生着各种各样的变化，而随着这些变化，从事这些职业活动的人员需要针对已经变化了的职业情景，调整职业活动的先后顺序或增减职业活动。对于具有这种特点的职业活动，在教学设计时，需要设定可能出现的各种职业情景，以先易后难和过程顺序开展教学活动。这就是教学设计的职业活动情景导向原则。

这项原则对于应用型高等教育的任何一个专业的教学设计都具有指导意义，尤其对于那些学生每天面对人的专业，诸如康养服务、商业服务、旅游服务等各类服务专业，由于学生每天将面对的是随机变化的职业情景和过程，职业活动的情景将成为更为重要的影响教学设计的要素。最典型的课程是礼仪，礼仪课程是情景导向的课程。这类专业教学需要注重培养学生敏感和灵活的特质。

三、效果导向原则

有些职业活动的过程和情景都显得不那么重要，而追求职业活动的效果。对于这类职业活动，在教学设计中，首先要展示各种效果，然后尝试不同的职业活动过程、情景，去达到或者超越学习开始时所展示的效果。这就是教学设计的职业活动效果导向原则。这项原则所适用的专业一般是艺术类专业或其他类专业中涉及艺术的教学内容。

第三节　学习动机发展原则

一、学习目标先行

关于学习目标先行对学生学习动机的影响，美国心理学家耐特（Knight）和瑞莫斯（Remmers）曾做过一个实验。通过实验他们发现，如果学习者搞不清楚他们要学什么，即学习目标不明确，则学习动机和兴趣都处于较低水平。“明确的目标”是指学习目标要完整、系统、具体，而学习者必须能够理解它的价值和意义；学习者明确了学习目标的价值和意义，学习目标的诱因性将大大增加。研究还表明，让学生及时了解自己的学习结果（即反馈），可以加强其进一步学习的动机。除学习目标先行可以激发学生的学习动机之外，应用型高等教育学习观和教学观研究还表明，教材的目标结构还为学生学习确立了心理结构构建的目标，为学习活动指明了方向，因此，教材的目标结构设计是教材设计的关键环节。

为了使得学习目标具体明确，根据教育传播理论的研究成果，应用型高等教育教材目标采用图表的形式，这样可以使学生对学习目标一目了然。CBE 理论教改实践证明：用能力图表表现教材教学目标，具有系统、明确、具体等特点，能够做到一目了然。能充分发挥学生和教师的主动性，使教学效能得到显著提高。

二、学习兴趣诱发

学习动机研究表明，学习兴趣的诱发可以分为设趣、激趣、诱趣、扩趣四个阶段。教材设计要充分体现设趣、激趣、诱趣、扩趣这四个阶段。设趣是教师通过分析学生本身的个体需要或者可能的外部诱因，为学生的学习设定学习目标和创设新异的学习情境。教材首先应该通过设置恰当的学习目标，创设问题情境，提高学生的学习兴趣。激趣是激发学生的好奇心和求知欲。在教材中，要注意促使学生好奇心尽快地向求知欲发展，最终通过激趣，使学生形成良好的学习兴趣。诱趣是诱发学生“生疑—思疑—释疑、再生疑—再思疑—再释疑”的过程。这就需要教材依靠对内容的精心组织、科学安排，对学生产生这种诱惑。针对教学重点、难点，采用恰当的教学方法，一环扣一环地提出问题，诱发学生“生疑—思疑—释疑”，不仅要学生有所知，更要有所思。学生每解决一个问题，就有一种战胜难点的兴奋，就会多一份自信。扩趣是引导学生不断探究，培养创造思维，引发创新精神。教材过程设计要做到进一步引导学生主动去发现问题，养成质疑问难的习惯。使学生学习后，再质疑，开拓思维的广度和深度，起到鼓励学生多向思考，尝试发现问题、解决问题的作用。

第四节　以能力为本位原则

一、具备能力形成的条件

应用型高等院校学生能力形成是有条件的。单项能力形成的条件，根据应用型高等教育学习理论中能力的条件定义，包括知识、技能和态度，而综合能力的形成条件是具备相关单项能力。在教材设计编写中，应注意不要出现能力形成条件的缺失现象，以避免因为能力形成条件的缺失而影响能力的形成。具体形式如图 4-3 所示。

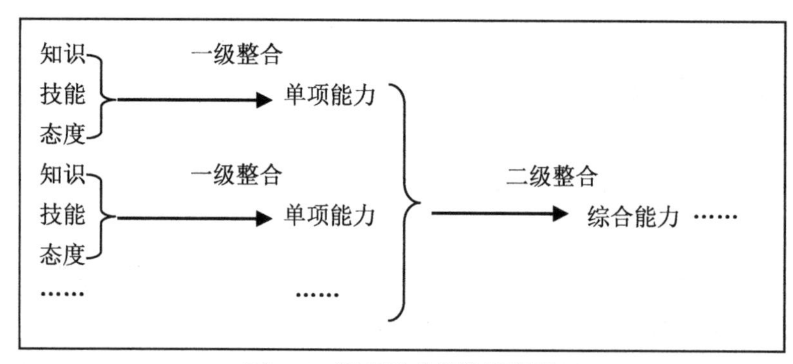

图 4-3　能力形成条件示意图

二、遵循能力形成的过程

应用型高等院校学生能力形成，根据应用型高等教育学习理论对能力的过程定义，具有一个有多个环节、每个环节又具有不同特点的较为复杂的过程。具体过程如图 4-4 所示。在教材设计编写中，应注意遵循能力形成的一般过程及其特点，保证教材心理逻辑顺序得到贯彻。避免因出现能力形成过程环节的缺失，而影响学生能力的形成，最终影响教材的教学效能。

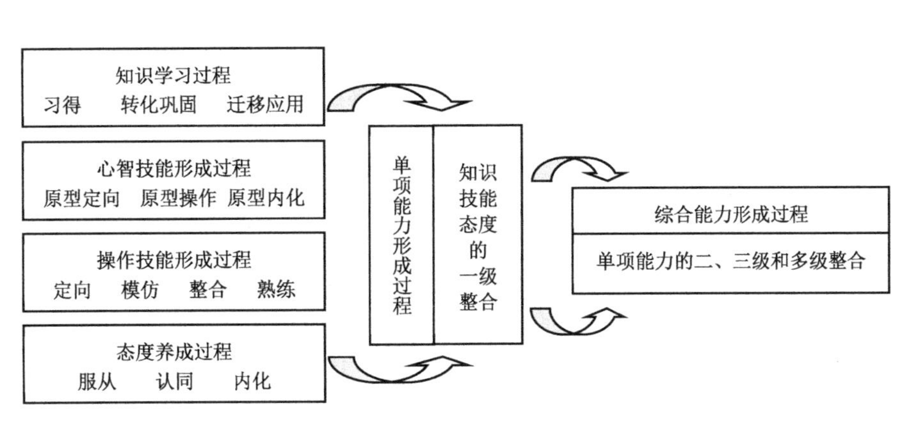

图 4-4　能力形成过程示意图

第五节　教学策略组合原则

一、教学程序的选择

由于应用型高等教育培养的人才类型是技术应用型人才，因此应用型高等教育教学在整体上，应遵循“依据教学目标，设计呈现任务；依据任务要求，明确所需能力；依据所需能力，开展能力教学；完成既定任务，归纳一般结论”的程序。在其中的“依据所需能力，开展能力教学”过程中，要根据能力形成的一般过程，选择教学程序。在应用型高等教育教学理论研究中，我们提出了认知领域学习的教学程序、技能领域学习的教学程序、情感领域学习的教学程序、能力整合学习的教学程序，如图 4-5 所示。

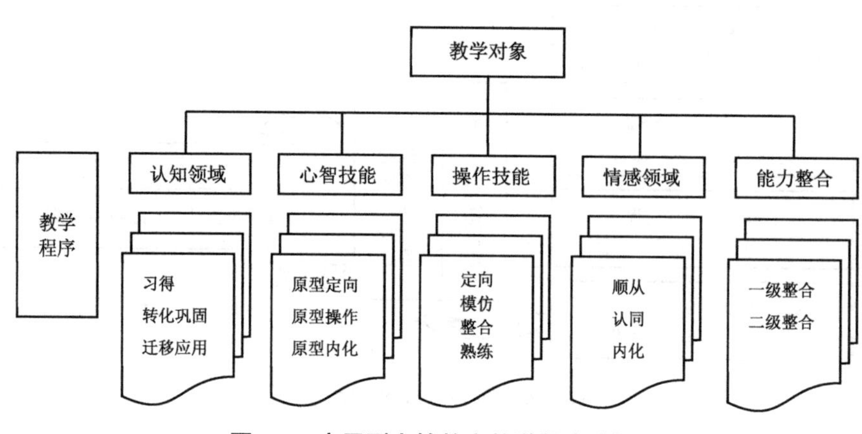

图 4-5　应用型高等教育教学程序选择

二、教学方法的选择

在长期的教学研究与实践工作中，出现了大量的教学方法。在应用型高等教育教材设计中，注意选择合适的教学方法，对保证教材的教学效能是十分关键的。在选择教学方法的过程中，虽然依据颇多，诸如教学目标、教学内容、教学对象、教学环境、教学成本等，但在应用型高等教育教材设计上，主要应考虑学习的对象。针对学习对象，我们可以把教学方法分为：认知领域学习的教学方法、技能领域学习的教学方法、情感领域学习的教学方法和能力整合学习的教学方法四类。而上述四种类型的教学，又有诸多教学方法可供选择。根据有关文献研究，我们在图 4-6 针对学习对象列出了部分较为合适的教学方法。

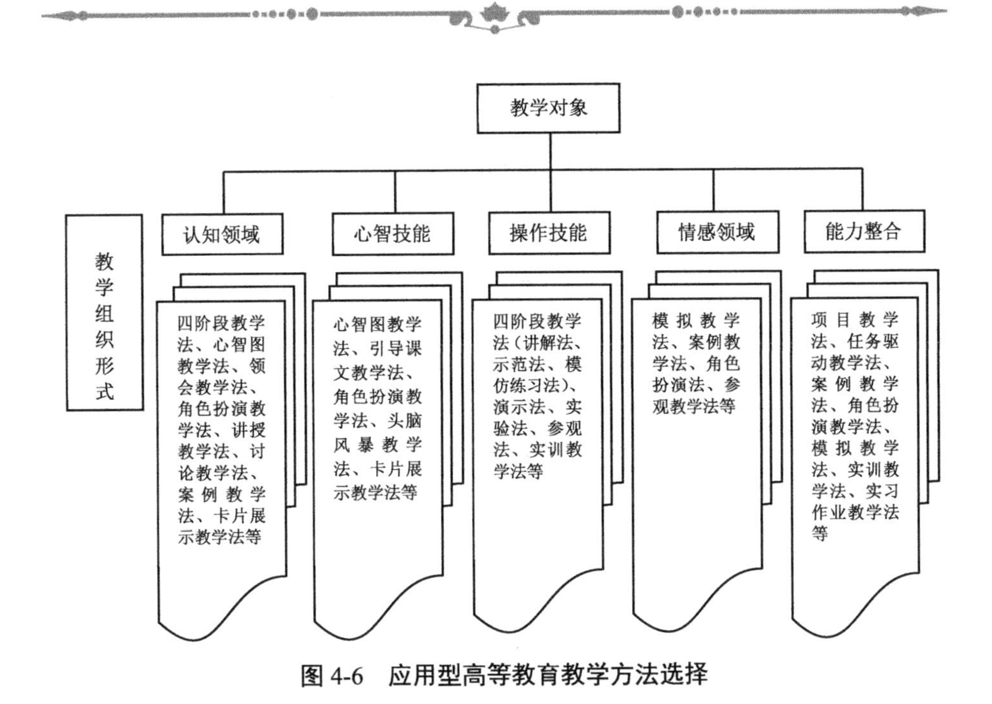

图 4-6　应用型高等教育教学方法选择

三、教学媒体的选择

教学媒体是直接介入教学活动，在教学活动中传递信息的手段。媒体选择的依据主要有：教学目标、教学内容、教学对象、教学条件和所需代价。应用型高等教育的教学对象在我国一般是高中毕业生、中职毕业生或专接本生，教学一般在高校内进行，教学对象已经具备了一定的学习能力，教学也具备了提供多媒体教学等基本条件。因此，在应用型高等教育教材设计中，对于教学媒体形式的选择，应主要考虑学习对象，也就是教学目标和教学内容。在认知领域教学中，要注意知识系统结构的展示，以便于学生形成完整系统的理论知识框架。在技能领域学习教学中，定向是十分关键的，而应用多媒体可以根据需要随时有效地解决技能学习的定向问题。在情感领域教学中，利用多媒体技术，可以设定教学的情境、氛围等，更是其他方式所不能取代的。在能力整合教学中，可以利用多媒体展示出完成一项任务的全过程，以及在各个阶段需要的能力操作，为学生能力整合形成进行定向。

教学媒体可分为两大类：一类是传统教学媒体，如教科书、黑板、挂图、实物、标本和模型等；另一类是现代教学媒体，如幻灯机、投影仪、录音机、VCD 机和计算机等。随着计算机和数码技术的发展，多媒体计算机将在教学媒体中发挥主要作用。因此，教材的设计应充分考虑利用多媒体计算机带来的强大教学功能。图 4-7 所示为根据学习对象选择教学媒体示例。

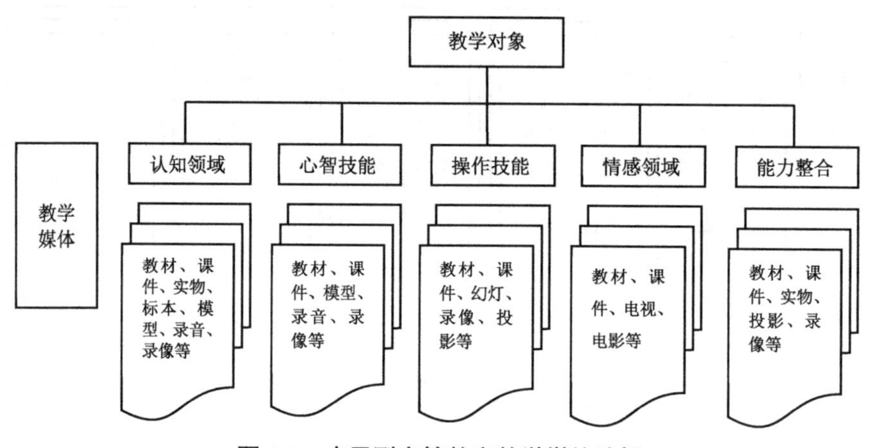

图 4-7　应用型高等教育教学媒体选择

四、教学组织的选择

应用型高等教育培养的是高级应用型人才，对教学组织形式提出了不同的要求，其教学组织形式必须强化技术能力和职业能力的培养。这样，在应用型高等教育教材的设计编写过程中，要考虑教学的组织形式。在认知领域、技能领域、情感领域和能力整合的低层次水平目标的教学上，可以采用集体讲授、集体参观、集体观看等形式，而在高层次水平上，针对不同的学习对象的教学组织形式则区别较大。图 4-8 给出了应用型高等教育教学组织形式的示例。

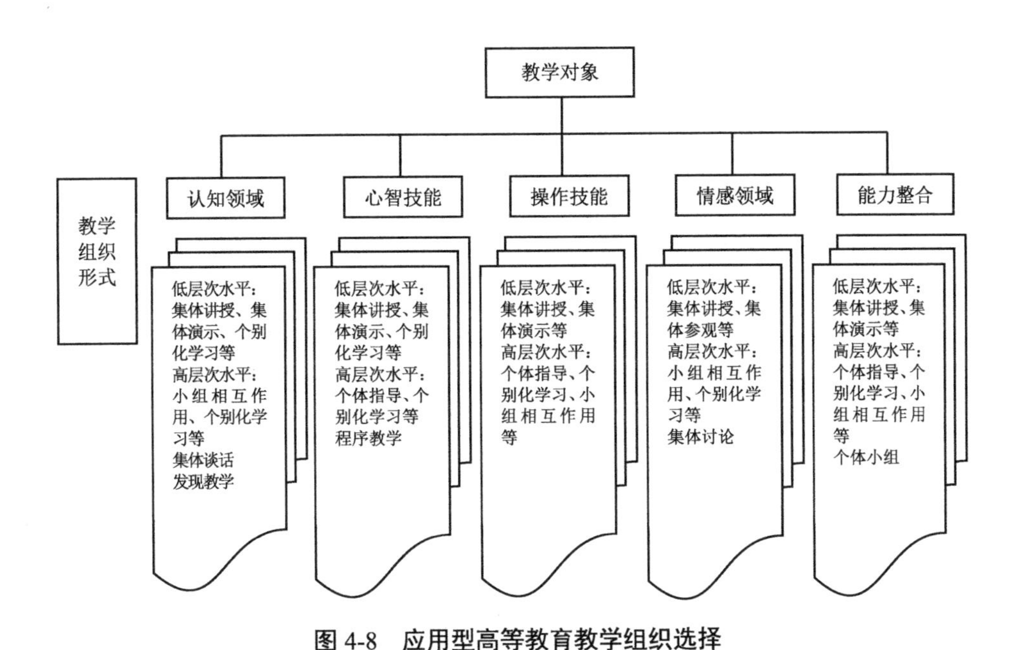

图 4-8　应用型高等教育教学组织选择

第六节　媒体有效运用原则

教材作为教学活动的主要客体，其设计需要遵循教育传播的一般规律。目前，教育传播理论研究一般认为教育传播具有以下基本原理。这些原理是教材设计编写必须注意遵循的。

一、共同经验原理

教育技术学认为，在学习的过程中，知识结构有三种表现形式：讲授的知识结构、信息显示与传递结构、学习者的认知结构（也称为认知图式）。教师与教材编写者的任务就是使这三种表现形式相互协调，关键是把信息显示与传递的结构设计好，才能获得最好的教学效果。从这一原理可以得到以下几个教材编写的原则：

（1）课程与内容排列顺序原则。科学设计课程编排中的先行课程和后续课程、课程内容之间的逻辑顺序、预备知识和新知识的有机联系，都要符合共同检验原理。

（2）概念及其术语、符号规范化和统一原则。一个概念有三个要素：科学含义、表示概念的术语、表示概念和术语的符号。三者统一是进行学习和交流的前提和必要条件。

（3）媒体辅助原则。学习者不可能对每一件事都能获得直接经验，我们可以运用多种媒体形式进行教学，提高教学效果和教学效率。重要的一点是教学媒体的选择与设计必须充分考虑到学生的经验。

二、抽象层次原理

教育技术学认为，在学习过程中抽象是人类通过对事物的比较、分析、综合和概括等活动得出一类事物的共同性的本质特征，并用概念、范畴、规律等形式固定下来的过程。抽象有不同的层次，一般来讲，可分为三个层次：第一层次为从个别事物中抽出的特征；第二层次为从一类事物中抽出的共同特征；第三个层次为从几类事物中抽出的共同特征。抽象层次原理主要应体现在教材设计的以下几个方面：

（1）教材所用的语言、术语、图像等所有呈现信息的符号，都必须在学生能明白的范围内的各抽象层次上使用，具体与抽象相结合。

（2）教材内容的编排符合循序渐进原则。教材内容要考虑到学习者的预备知识与技能，也就是一门课程的设置，既要有前面的课程做准备，又要与后续课程相衔接。由每个学科构成的整个知识结构具有严格的系统性、逻辑性。对于由几门学科构成的综合学科，其内容的编排也是如此，也必须有层次相同的预备概念和技能在前面，循序渐进，逐步深入。

（3）恰当运用感性概括和理性概括。只有通过教材的概括，才能使学生认识事物的本质。在教材中，一般运用两种概括形式，即感性概括和理性概括。

感性概括是直观概括，主要是通过感性材料的分析、综合、比较、抽象等进行一系列的信息加工，从形式概括出一类事物的外部特征，在教材中感性概括主要运用于对现象的描述上。理性概括是在感性概括的基础上，主要通过分析、综合、比较、抽象的一系列信息加工，进一步揭示一类事物的共同本质特征与内在联系。需要指出的是，感性概括不能自发转变成理性概括，而必须经过学习者自觉的科学思维，才能完成这种转变，从而达到对事物本质的理想认识。

三、重复作用原理

教育技术学认为，在学习过程中重复作用是指将一个概念在不同的场合或用不同的方式重复呈现。例如，一个单词在不同场合的应用；用声音、图像、文字呈现同一个概念；同一个概念在不同理论层次上，从不同角度进行阐述，以不断深化。

人们认识一个事物，学习一个概念，掌握一种技能，一般都不可能是一次完成的，需要经历一个反复的认识过程。一方面是需要从各个不同的角度、不同的理论层次上去认识；另一方面是需要在发展中去认识。外语教学的经验表明，一个外语单词必须在不同的场合重复 8 次才能在大脑中形成长时记忆。重复作用的另一个含义是将一个概念用不同的方式重复呈现。如用文字、声音、图像来呈现同一个概念，通过多种感观得到的信息会使人的记忆深刻、长久。

对一门课程的学习也是如此。螺旋式上升的课程体系、课程设置，都是符合重复作用原理的。这里是指有意义重复，而不是简单重复。在技能性课程中，重复作用体现得尤其明显。如操作型技能的获得需要重复训练，一个优秀运动员的任何一个动作都是经过成千上万次的重复训练才得以成功的。根据重复作用原理得到的教材编写的原则是：

（1）“伏笔”重复作用原则。对比较重要概念的讲述，应在此概念出现以前，在适当的地方先埋下“伏笔”，这样在讲到这一概念的时候就不会使人感到是“从天上掉下来的”。在新概念出现前已结合有关概念的讲述有了一个印象，在正式讲述时就不感到十分难懂。例如，“非晶态结构”是一个新概念，在讲述完整晶体结构时，就可以说在某些特定的条件下还可形成“非完整晶体”，因而还存在“非晶态结构”。这样，正式引入的“非晶态结构”概念对前面的伏笔就是一个重复。

（2）“在不同场合出现”的重复作用原则。最明显的例子是同一个汉语单词或外语单词，在它的不同用法的场合重复出现，既能增强记忆，又能加深理解。对一个概念的讲述也是如此。通过一个概念与其他各相关概念的联系，可从不同的角度去认识，从而可达到对一个概念全面、深刻的理解。练习题是对正文内容以问题形式的一种重复，不同角度练习，是不同问题情境的一种重复。

（3）“以不同方式呈现”的重复作用原则。这一原则是说，以不同的呈现方式来呈现同一个概念，如利用文字符号方式、图像方式或声音方式相配合呈现，可以增强感知，加深记忆。在教学过程中，利用幻灯、投影、电视、电影、CAI 课件等多媒体配合文字教材，就是以不同方式重复呈现同一个概念，它的良好教学效果已得到广泛证明。

（4）“在不同理论层次”重复作用原则。这是“在不同场合出现”原则的推广，是说同一个概念可从深浅不同的理论层次上去阐述，或从不同的理论角度（如在不同的课程中阐述同一个概念）去阐述。这一般取决于阐述中所用相关知识的理论深度，如对一个概念的定性描述、定量描述，用初等数学工具描述或用高等数学工具描述需视情况而定。一般地讲，通过多种描述会得到更加深刻的理解。

（5）“在不同的教学环节”重复作用原理。为了指导学习者真正全面掌握知识，必须科学、系统的练习知识应用体系，在讲授的基础上，通过科学、系统的练习与实践环节来达到记忆、理解、应用和掌握知识的目的。这就是在不同的教学环节上的重复作用。

四、最小代价原理

教育技术学认为，在学习过程中最小代价原理是指用最少的篇幅、最少的语言、最少的时间、最经济的设备完成教学任务。不同类型的媒体具有不同的教学功能，一般来讲不可相互代替，只能相互补充。如在教师的主导作用和学习者的主体作用下，要在共同完成教学任务的基础上，确定（特别是在同一堂课上）使用媒体的种类，争取教学效果最佳，且又最经济。通常，凡能够选用现有的（商品化的）媒体，就不一定要重新编制新的媒体。反之亦然。

五、信息来源原理

教育技术学认为，在学习过程中有权威、有信誉的人说的话，容易被听众接受；知名的专家、教授讲的课、写的书、编制的软件容易被人们接受。根据这一原理，在教材编写中，要选择应用型高等教育的知名教师、技术专家和行家里手写书或编制教学软件；审稿也是一样。这样才能保证教材的质量，这是教材的权威性特征。

六、知觉组织原理

知觉组织原理是指，学习的过程始于知觉，而知觉是大脑将感观获得的信息转化为有组织的整体的过程。因此，教材必须符合“组织化原理”，才便于感知和理解。最基本的组织方法从形式上说是从背景中辨别学习对象（黑体字、画上点或线等标记、图形分区等）。教材版式或格式设计的目的是突出重要的内容。从内容的内在联系上说，教材应具有逻辑性和系统性，注重利用感知规律组织教材内容。如时常分区规律、刺激强度依存规律、相似规律、毗邻和记忆接近规律、差异与节奏规律等，用以提高教材的“组织化”水平。

知觉组织原理在教材设计中，主要是信息呈现所用符号的选择与配合的问题，在文字形式的教材中主要是文字符号和形象符号及颜色的选择与配合；在音像教材中，还有声音、颜色和动态显示等的选择与配合。

知觉组织原理在教材设计中的应用，可概括为以下几项原则：

（1）运用各种标示方法把关键信息与背景（其他信息）区别开来，以引起和增强注意和感知。

（2）所用信息标示方法和信息呈现方式要适合学习者的特点，即文化水平、年龄特征和经验范围，否则起不到强化感知的作用。

（3）所用信息标示方法和信息呈现方式要适合教学内容及其特点。

（4）任何形式的教材都要确定所使用的一种基本符号类型，并辅以其他类型的符号，而任何符号的使用都必须保证信息显示的科学性、规范性和统一性。

（5）教材内容的组织排列应具有逻辑性和系统性，层次清楚，条理分明，这样有利于感知、记忆和理解。

第五章　应用型高等教育实训理论

应用型高等教育实训是应用型高等教育教学的重要组成部分。实训设计是为了实现能力本位教学，以及理论知识学习与技能一体化而对应用型高等院校的实训进行的设计。由于应用型高等教育尚属新事物，其实训设计还没有得到人们的足够重视，特别是有关应用型高等教育实训设计的一些基本概念、基本特征和基本模式等，很少有人论及。

第一节　实训的定义与特征

一、实训的定义

在教育教学的过程中，实验、实践、实习、见习等术语常常被人们所使用。所谓实验是为了检验某种科学理论或者假设而进行的某种操作或从事某种活动。实践是人们改造自然和改造社会的有组织的活动。实习是把学到的理论知识拿到实际工作中去应用和检验，以锻炼工作能力。见习是初到工作岗位的人在现场实习。这四种教育教学活动在应用型高等教育教学过程中也都不同程度地发挥着不同的作用，但这些对应用型高等教育来讲是很不够的。现代社会的职业准入制度，要求应用型高等教育培养的毕业生能够取得相应的职业资格，而有些职业资格的取得依靠实验、实践、实习、见习等方式都是低效的，有的甚至是不可能的。

实验只是验证性的，在学科教育中运用的较多，目的是使学生相信理论所描述的规律是客观存在的。实践，作为学生去参加一些社会实践尚可，但参加的生产实践是需要上岗资格的，因为根据实践的定义，实践是学生去现场开展真实的改造自然和改造社会的活动。实习也是在工作现场进行的，一般很难在较短的实习时间内，在不同岗位、工种间轮换，设定各种训练机会，完成多方面、多次训练。而见习是学生毕业后的事情。

为了弥补实验、实践、实习、见习等的不足，需要建立一个能够在较短的时间内，在不同岗位、工种间轮换，设定各种训练机会，完成多方面的、多次训练的、与企业工作现场十分贴近的环境。学生在这个学校可控的与企业工作十分贴近的环境中，设定各种训练机会，在不同岗位、工种间轮换，完成多方面的、多次训练的同时，熟悉企业各种制度，得到企业文化的熏陶，形成优良的职业素质，这就是实训。因此，可以给实训这样一个定义：实训是指在学校控制状态下，按照人才培养规律与目标，对学生进行职业能力训练的教学过程。

二、实训的特征

（一）真实性

实训来自真实，超越真实。第一，实训环境要具有真实性。如果实训环境模拟企业的真实工作环境搭建，以工作模式区别于学校传统教室授课方式，学生实训会有一种进入企业工作的感觉，这会帮助他们缩短日后进入工作环境的心理适应期。因此，实训环境的真实性，可以帮助实现实训系统的职业工作环境导向功能。第二，管理制度要具有真实性。学生实训期间要从学校的教学管理转变成完全的公司管理。学生以学生实习岗位职员身份开展工作，进行管理、接受管理和考核。学生要组成班组或项目小组，小组之间的沟通和协作以及工作分配调试等完全贯彻正规公司的企业管理制度，在工作中严格贯彻执行国家或者国际标准规范。第三，学生的任务要具有真实性。学生面对的工作任务要源于工作实际。无论是任务还是项目，都应是企业实际的案例，并要紧随目前本行业技术发展动向，时刻保持教学内容和教学工具的“新”和“实用性”，所有技术点的传递和开发工具的使用，都与目前企业项目实际操作所要求的保持一致和同步。

（二）重复性

重复性是指在较短时间内，可以重复设置学生实训需要的环境以及各方面的条件，保证学生能够反复进行训练。这也是可控制性，即学校或者教师甚至学生，可以根据需要随时设置或者调整实训的环境，安排需要的实训项目。而实习则做不到这一点，实习时学生只能根据企业生产或管理周期，等待锻炼机会的到来。

（三）科学性

首先，要符合应用型高等教育教学规律。实训教学过程按照任务或者项目完成的过程设计。项目化不但能够提高个人的技能水平，还为培养个人的团队合作精神和与其他成员之间的沟通协作能力提供了条件。其次，要符合职业活动规律。不同的职业活动，其活动规律有所不同。有的职业活动沿着时间顺序进行，有的则是逻辑顺序，或者空间顺序。

（四）规范性

在设计实训项目时应明显区别于实验。如电工实验，一般采用软导线连接，测量线路中的相关物理量，以验证某个定理或公式的正确性。而电工实训则不然，一般它给出的线路应有明确的功能应用性，如多层民宅的通道照明线路、抢答器的线路、机床控制箱某一部位的线路，让学生了解各类电路的实际应用。同时，实训应要求学生按照电工操作规范进行导线、辅料的选择及布线。

（五）经济性

实训成本较高，为了减低成本，模拟实训是人们的首选。它一般有下列优点：①节约经费。一个数控机床仿真软件需几千元人民币，而一台国产的数控机床至少要十几万元。②减少占地。一个电子线路设计自动化的软件只需计算机及工作台，软件中存放了大量先进的测量仪器设备、器件和元件，无须空间堆放。③更加安全。对使用大型重装备设施的实训项目，采用软件系统或仿真运行后再使用实物系统，既能避免设施的损坏，又能有效地保护师生的人身安全。④增强自信力。一道数控加工工序可由不同的程序完成，一个电子产品的功能可由不同的线路来实现，采用仿真、模拟软件能较快证明学生这些不同构思异曲同工之妙的可行性。

第二节　实训系统及其功能

一、实训系统的定义

实训系统是为学习者实训需要，将教师、学习者、设备、资源等元素，通过某种结构组织在一起，形成一种有机整体。为了研究问题方便，实训系统可分为广义的实训系统和狭义的实训系统。广义的实训系统是指学校将一切可用于实训的资源，无论是自己的，还是社会的，全部考虑进去，建立的一个实训系统。这个系统不但提供实训，还给学习者提供实习、实践、见习等学习形式。狭义的实训系统专指为学习者提供实训的系统。

二、实训系统的功能

（一）职业导向功能

应用型高等教育具有职业工作内容的导向性、职业工作过程的导向性和职业工作情景的导向性。所谓职业工作内容的导向性是指应用型高等教育的内容要针对职业活动内容的需要来确定，内容应包括将从事此职业工作的学生个人发展的需要、职业生涯发展的需要和所处的社会发展的需要；职业工作过程的导向性和职业工作情景的导向性是指应用型高等教育的实施过程和环境要与职业活动的实际过程和环境尽量一致。应用型高等教育具有的这三个导向性，应体现在应用型高等教育的各项活动当中，才能保证应用型高等教育办学宗旨的实现。鉴于实训系统在应用型高等教育教学系统中的位置，它更需要具备职业工作内容、工作过程和工作情景的职业导向功能。

（二）训练整合功能

训练整合功能是实训系统的主要功能。因为应用型高等教育是“能力本位教育”，学生能力需要在掌握理论知识的基础上，通过技能训练、态度养成，最终整合形成。这里训练整合形成的能力，不单纯是专业能力，还包括创新等通用能力。

（三）素质养成功能

素质养成功能是实训系统设计过程中应给与特别重视的功能。应用型高等教育虽然是“能力本位教育”，但其前提是要发展学生的全面素质，因此，学生的职业意识、职业情感、职业意志、职业道德和职业行为习惯等，都应在实训过程中伴随着职业能力的训练整合形成，而予以教育和培养。

（四）技能鉴定功能

根据国家制定的就业准入制度，学生通过实训需要获得职业资格，这样实训系统还需具备技能鉴定功能。因此，实训系统的设计需要满足国家人社部对技能鉴定人员、场所和设备等各个方面的要求。

总之，实训是人的全面发展教育的组成部分，对人的全面发展有促进功能。在设计实训系统时，应充分挖掘其功能，使学生通过实训得到全面发展。

三、实训系统的要素

要实现实训系统的功能，需依靠实训系统的组成要素和系统的具体结构。实训系统的基本要素一般包括实训内容、学生、教师、实训条件和实训手段。

（一）实训内容

实训内容作为实训系统的构成要素，具有三个基本特点：一是实训内容的选择性。实训是人类经验传承的一种形式。在人类经验传承的过程中，存在着人类经验的无限丰富性与个人学习经验的时间、精力的有限性之间的矛盾。这一矛盾的存在，决定了实训内容不可能包括人类社会的所有经验，人们只能选择那些对于个体的成长和社会化来说，最有价值的、最基本的和最需要的经验。二是实训内容的加工性。人类经验往往能够以知识体系、技术体系和规范体系（价值体系）的形式存在，不一定能被学生直接理解和掌握。人类文明成果只有通过加工改造才适合学生学习。也就是说，人类文明成果的表现形式和组织方式，必须符合学生的心理结构水平和特点。从教育角度出发改造加工人类文明成果的过程，是依据教育目的和学生身心发展规律确定实训内容的具体过程。三是实训内容的有效性。实训能否对学生的发展产生积极的促进作用，与实训内容的性质和特征是分不开的。这是因为实训内容对学生的活动具有内在的制约性，规定着学生学习的范围、层次和方式，限定着学生的主体活动。只有那些能够提供全面建构学生主体活动的机会的实训内容，才能有效地引导学生展开智力活动和非智力活动，才能有效地促进学生的全面发展。

（二）学生

学生是有学习需要并参与到实训活动中的人，是实训系统的基本构成要素之一。学生身心的发展具有内在的规律性，比如，心理发展存在着年龄特征、阶段性、顺序性，存在着发展的关键期，等等。同时，每个学生又是千差万别的，存在着个体差异性。作为实训系统的基本要素，学生的生理、心理和社会特征，学生的积极性和主体能力，直接影响着实训活动进行的方式、效率和结果。

（三）教师

教师代表着社会、阶级或民族的意志，负责指导学生掌握人类经验，具体承担着设计、组织和管理实训活动的职责。从总体来看，教师的参与提高了学生掌握人类经验的自觉性，使实训教学更为有效。教师水平的高低，直接影响着实训的水平和质量。因此，教师是实训系统存在和发展不可或缺的基本要素之一。但教师自身的能力又是有限的，他（她）需要借助良好的实训条件和有效的实训手段，来提高实训效能。

（四）实训条件

实训条件包括实训环境和实训设备。为了达到实训目的，需对实训内容进行选择。而实训内容的实施需要实训环境和实训设备。可以说，是实训环境和实训设备提供了实训的可能性。但实训环境和实训设备常常受到各个方面的限制。

（五）实训手段

为了打破实训环境和实训设备等造成的各种限制，提高实训效能，设计出各种各样的实训手段是必需的。在实训系统各个要素中，实训手段常常得到人们的特别重视，在设计时一定要体现出创新性。

第三节 实训的分类与作用

一、按内容分类

接受应用型高等教育的学习者，需要形成两种类型的能力。一种是不随专业变化而变化的能力，或者说不随职业变化而变化的能力，称为通用能力；还有随从事不同专业或者职业而不同的能力，称为专业能力。因此，实训按其内容可分为通用能力实训和专业能力实训。

这样分类并不意味着在专业能力实训中，不能进行通用能力实训，实际上，通用能力往往放到专业能力实训项目中进行训练。当然，按实训内容可以有更为详细的分类，比如通用能力实训又可分为沟通能力实训、自我管理能力实训、处理信息能力实训等；而专业能力实训也可进一步细分为多种实训。

二、按功能分类

学习理论研究表明，知识学习、技能形成、态度养成、单项能力形成、综合能力形成是能力形成过程的几个关键环节。其中，需要通过实训学习者才能形成的包括技能、单项能力和综合能力。所以，实训可分为技能实训、单项能力实训和综合能力实训三类。

这只是一种分类形式，并不是说对所有的技能、单项能力和综合能力都要设立单独的实训项目。只是对那些学习者花费时间较长的，需要设立单独实训项目的技能实训、单项能力实训和综合能力实训才设立实训项目。对于那些形成较为容易的技能，可以放到单项能力实训中进行训练；对于那些形成较为容易的单项能力，也可以放到综合能力训练中解决；甚至对那些形成较为容易的综合能力，也可以放到更综合的能力形成训练中去培养。

三、按形式分类

按实训的形式可分为岗位实训、项目实训、任务实训。如果把每天的工作分解开来，是一项项的工作任务。为了便于学习者学习，需要学习者先掌握完成一个个任务的能力。完成一项任务的能力需要实训，这就是任务实训。一组任务往往构成更大的一项任务，而这一项更大的任务需要几个人合作才能完成，这样的任务，为了区别单一任务，称为项目。完成项目能力的能力训练称为项目实训。学习者最终都要到岗位上工作，因此，岗位实训一般安排在单项实训合格之后，因为岗位实训的重点不再是完成某项任务能力的训练，也不是完成某个项目的能力训练，而是熟悉适应岗位的工作环境、工作节奏与氛围以及所用工具设备的实训。目的在于使学习者通过工作岗位独立进行业务工作，具体分析和解决实际问题，感受实际工作条件，提高适应实际工作能力，包括组织、协调、合作和管理能力等。

第四节 实训设计的理论与发展

一、实训设计的理论

“设计”是指人们在创造某种具有实效性的新事物或解决所面临的新问题之前，所进行的探究性的系统计划过程。在这个意义上说，设计注重的是规划和组织，即设计着重对计划的对象进行分析，明确相关的因素，并对其进行有效的控制。实训设计是一个系统化规划实训系统的过程。可从以下四方面认识和理解实训设计：①实训设计的最终目的是提高实训效率和实训质量，使学生的能力得以形成；②实训设计的研究对象是实训系统；③实训设计必须以学习者的特征为出发点，强调运用系统方法；④实训设计过程是问题解决的过程，应重视对实训效果的评价。

实训设计理论可分为理论基础、基本原则和基本模式三个层次。具体参见图 5-1 所示。

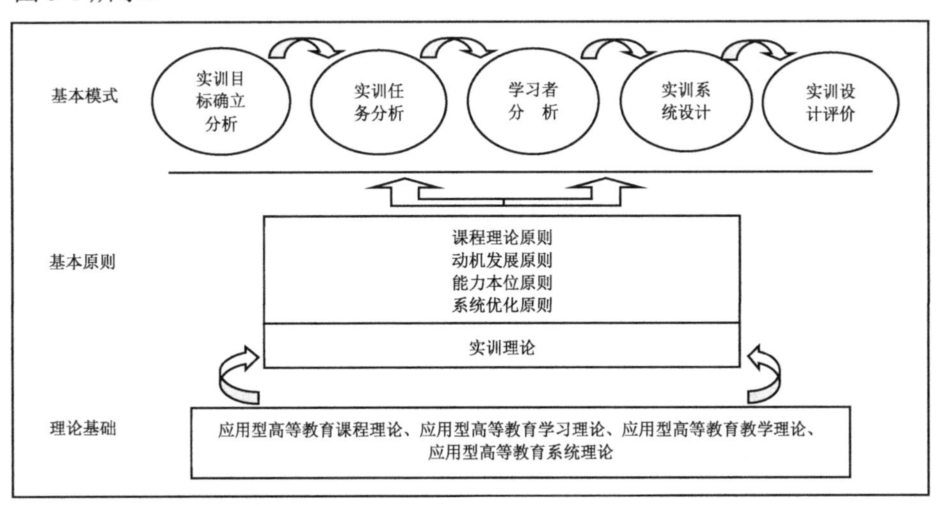

图 5-1 应用型高等教育实训设计理论方法体系

理论基础包括应用型高等教育课程理论、应用型高等教育学习理论、应用型高等教育教学理论、应用型高等教育系统理论。这些理论为应用型高等教育实训设计奠定了理论基础。

基本原则包括建立在应用型高等教育的课程理论、学习理论、教学理论、系统理论基础之上的应用型高等教育实训设计的课程理论原则、动机发展原则、能力本位原则和系统优化原则。

基本模式则为实训目标确立分析、实训任务分析、学习者分析、实训系统设计（实训软件系统设计、实训硬件系统设计）、实训设计评价五个基本阶段。

二、实训设计的发展

（一）实训设计的历史轨迹

1.实训设计的提出

在实习的过程中，学校不可能根据教学的需要随时安排学习者进行训练；企业不可能不考虑自身的管理、生产和服务需求而让学习者反复进行训练；而应用型高等院校的学习者恰恰需要随时的反复的训练。所以，才有了实训的需要。这种需要，起初并没有很快让人们意识到实训的设计问题，而是启发了应用技术院校去购买生产设备，安装在学校的某处，成为实训中心。

随着这种实训中心的建立，各院校投入资金的增加，出现了两个问题：一是购买设备的资金数目惊人，二是设备运行成本较高。于是，人们考虑模拟实训，用仿真手段来解决设备购买资金额度太大和设备运行成本太高的问题。这就出现了实训模拟软件、硬件设计的问题。至此，可以说实训设计的问题被提出，并开始了实训设计的初步尝试。

2.教学理论对实训设计的影响

实训模拟软件、硬件的出现，并没有使人们理解实训设计的最终目的。随着实训实践的不断深入，人们慢慢意识到实训中心和生产车间在根本功能上是不同的，因此实训中心设计与生产车间设计应有区别。

实训中心的首要功能是培养人，而生产车间的首要功能是生产产品。既然实训中心的首要功能是培养人，那么它应在教学思想理论的指导下进行设计，反映教学的基本规律。当然，这并不是否定实训要求的真实性，而是在真实基础上，形成能力训练教学所要求的原则、过程和环境。

在这种思想指导下，实训设计发展了一步，人们开始重视实训设计教学效能，出现了一些典型的实训设计。诸如：一个用于实训的 4S 店，门口注明了学习目标，墙壁上张贴着 4S 店组织机构、岗位职责、工作流程、操作标准，资料柜除了设备手册，还有技能学习指导书，其中描述了学习目标、学习途径以及考核内容形式标准等。

（二）实训设计理论发展的趋势

1.系统科学的影响

实训设计的根本目的是为解决实训问题而创设一个有效的实训系统，而创设这样一个系统，需要用系统的思想理论方法。因此，系统科学对实训设计理论发展必然产生重要影响。

目前，国家和地方教育行政主管部门投入资金设立了一些区域实训中心，各个学校也在为各个专业设立实训中心。这些工作需要在系统思想的指导下开展，作为学校应在国家和地方教育行政主管部门设立的全国性实训系统下，统筹学校各专业实训需要，做出统一规划，形成学校实训系统，并应用系统理论对实训系统的各个因素、结构和功能进行整体研究，揭示实训要素之间必然规律性的联系，做到实训效果最佳和最经济。

2.学习理论的影响

实训设计是为了促进学习者能力形成而设计的，因此，要想广泛了解学习及人类行为，以及为什么有的学习有效、有的学习无效，必须以学习理论作为其理论基础。学习理论提供了能力形成的条件和形成的一般过程及其特点，提供了学习动机形成条件和发展过程及特点。这些对于实训设计具有十分直接的指导意义。

“学习理论的发展使教学设计从萌芽到诞生，从起步走向发展”，而对于起步很晚的实训设计更是这样。一种有效的教学设计理论是建立在有关的学习理论基础上的，而一种有效的实训设计理论也必然是建立在某种学习理论之上的。

3.科学技术的影响

科学技术的发展，已经使实训手段发生巨大变化，特别是信息与网络技术，更是为实训系统的设计提供了广泛的空间。由于建构主义学习理论突出了学生中心的思想，这种新的实训设计的理论是以“练”为中心设计的，都是围绕如何帮助学生的“练”而展开，其核心内容包括实训环境的设计和自主训练策略的设计，而以信息与网络技术为基础的现代教学媒体为实训环境的构建提供了极为丰富的支持。

第六章　专业设置调查与职业活动分析

第一节　专业设置调查

应用型高等教育的专业设置一般经过市场机会分析、目标市场选择、市场定位 3 个阶段完成。

一、市场机会分析

管理学家彼得·德鲁克说过：“机会是一种资源。”简单地说，市场机会是指市场上未满足的需要。因此，通过调查分析找出市场上那些未满足的需要，是进行市场调查与分析的第一步。

（一）政策环境分析

为了对教育进行宏观管理，促进教育的发展，国家必然要出台一系列有关政策。这些政策对某一所学校而言，有机会，也有威胁，应用型高等院校必须及时进行政策环境分析，寻找市场机会。

（二）人口环境分析

应用型高等教育应能够提供终身教育，所以它应能为不同年龄的人提供教育。所以，应用型高等教育应进行人口环境分析，特别要注意分析需要接受应用型高等教育的人口数量、人口结构、人口分布和家庭状况等，以寻求生源市场机会。

（三）经济环境分析

经济环境决定着经济建设对应用型高等教育的要求。经济发展速度和经济结构调整都对应用型高等教育专业设置规划产生影响。

（四）技术环境分析

应用型高等教育培养的是面向生产、管理和服务一线的应用型人才，科学技术的不断进步，以及在生产、管理和服务工作中扩大应用，也为应用型高等教育提供了市场机会。

（五）自然环境分析

应用型高等教育与产业结构联系十分紧密，而产业结构与当地的自然资源和环境是密切相关的。所以，应用型高等教育在市场机会分析时，应注意自然环境的分析，为当地经济建设服务。

（六）社会文化环境分析

我国人民历来重视子女的教育，望子成龙是大多数人的共同心理，许多人省吃俭用就是为了子女的教育投资。这种文化心理，对应用型高等教育的发展应该说也是十分重要的市场机会。

（七）竞争环境分析

市场就意味着竞争。作为一个竞争者必须充分分析自己和竞争对手的优劣，以便于发挥自己的优势，取得市场机会。

二、目标市场选择

经过对所面临的市场机会的分析和评估，应用型高等教育还要对市场容量和市场结构做进一步的分析，以便缩小选择范围，选出学校准备为之服务的目标市场。这项工作一般可经过市场需求的调查和预测、市场细分、目标市场的选择三个步骤来完成。

（一）市场需求的调查和预测

市场需求的调查和预测，就是运用科学的方法，有目的、有计划地收集、整理和分析、研究有关市场的信息，从而逐步明确市场需求的过程。对于应用型高等教育而言，市场需求的调查和预测包括学生生源市场和毕业生就业市场的调查与预测。

市场调查的一般方法有个案调查法、重点调查法、抽样调查法、专家调查法、全面调查法、典型调查法、学校内部调查法等。其中重点调查法、专家调查法和学校内部调查法是应用型高等教育常用的市场需求调查的方法。特别是学校调查法，由于它是利用在校学生较为集中，学生来自不同地区、不同阶层，代表性强等特点在学生中进行的调查，所以对于学校来说，更是得心应手。

市场预测的一般方法有定性预测方法和定量预测方法。目前，定性预测方法使用的较多。因为定性预测方法主要是通过社会调查，采取少量的数据和直观材料，结合人们的经验加以综合分析，做出判断和预测。而定量的方法则需要大量的资料，并借用合适的数学方法特别是数理统计方法，建立数学模型，来预测未来数据。定性预测方法中，常用的方法有征求学者意向调查法、综合招生与就业指导人员意见法、专家意见法等。定量预测方法中常用的方法有两类，即时间序列预测方法和因果分析预测方法。

从目前看，定量的方法虽然由于缺乏充分的数据、资料而显得复杂，成本较高，但如果学校注意有关资料和数据的收集和积累，定量的方法一定会得到更多的应用。

（二）市场的细分

市场细分，就是学校根据市场需求的多样性，把整体市场划分为若干具有某种相似特征的子市场，以便选择确定自己的目标市场。

对于生源市场来说，可依据生源进行市场的细分，也可依据专业进行市场的细分。

对于毕业生就业市场来说，可依据产业或技术进行市场细分。如第一产业、第二产业、第三产业，信息技术、机械加工技术、电子技术等。

（三）目标市场的选择

对市场进行细分后，应用型高等教育就可以根据自己的条件，进行目标市场的选择。

1. 评估细分市场

一般评估细分市场须从三个方面考虑：一是各细分市场的现有规模和增长潜力；二是各细分就业市场的吸纳力和生源市场的吸引力；三是学校本身的目标和资源。

2. 目标市场的选择

学校对细分市场进行评估以后，就可以依据学校的发展战略选择其目标市场。具体可分为两种情况：一种情况是选择单一细分市场，集中力量占领一定的市场份额。比如，学校在起步阶段，由于综合实力较弱，往往要根据生源和就业市场的规模和潜力，集中力量办好一二个专业，有时还以外语、计算机或其他专修学校的形式出现。另一种情况是选择一定数量有潜力的细分市场，重点发展 2～3 个细分市场，以便于在占领一定市场份额的同时，又占有一定的扩展市场的机会。

三、市场的基本定位

在选择目标市场后，应用型高等教育需要勾画学校及其专业在目标公众心目中的形象，使学校所开设的专业具有一定特色，适应一定目标公众的需要和偏好，从而占有选定的目标市场。学校的市场定位与企业不同，它既包括学生生源市场的定位，又包括毕业生就业市场的定位。

（一）市场定位的战略

针对学校自身条件和所处的环境，应用型高等教育的市场定位战略有以下三种：

“针锋相对式”定位。把专业培养目标定在与竞争者相似的位置上，同竞争者争夺同一细分市场。实行这种定位战略的学校，必须具备以下条件：①能培养出比竞争者更好的毕业生；②该细分市场容量足够吸纳这些竞争者的毕业生；③比其他竞争者占有更多的资源，拥有更强的实力。

“填空补缺式”定位。是寻找新的尚未被占领的市场空位，来开发新的专业。这种定位战略有两种情况：一是这部分潜在市场没有被发现，在这种情况下，学校容易取得成功；二是许多学校发现了这部分潜在市场，但无力去占领，这就需要有足够的实力才能取得成功。

“另辟蹊径式”定位。当学校意识到自己无力与同类的竞争者相抗衡从而获得绝对优势时，可根据自己的条件取得相对优势，即宣传自己与众不同的特色，在某些方面取得领先地位。

（二）市场定位的步骤

学校的市场定位工作可分三步。

1. 调查研究影响定位的因素

适当的市场定位必须建立在市场调研的基础上，必须先了解有关影响市场定位的各种因素。一是竞争者的定位状况；二是目标顾客对学校及其专业的评价标准；三是目标市场潜在的竞争优势。

2. 选择竞争优势和定位战略

学校通过与竞争者在专业、成本、就业等方面的分析，了解自己的长处和短处，从而认定自己的竞争优势，进行恰当的市场定位。

3. 准确地传播学校的定位观念

学校在做出市场定位决策后，还必须大力宣传，把学校的定位观念准确地传播给目标公众和潜在公众，特别是潜在生源。

经过目标市场的选择和定位，应用型高等教育的专业设置和规划就有了客观依据。

第二节 职业活动分析

专业定位之后，培养的人才应具备的职业能力和职业特质应如何确定，以什么形式来体现，是应该由学校的专业教师确定？还是由用人单位来确定？是一个非常重要的问题。为此，我们借鉴国际流行的先进的 DACUM 职业活动分析方法，来确定职业能力和职业特质，取得了良好的效果。DACUM 职业活动分析方法是一种分析确定职业岗位所需能力的科学方法，它产生于美国 20 世纪 60 年代的师范教育改革，这种方法已对许多领域产生了重要影响，并发挥了巨大作用，成为许多学校教学环境开发工作中的重要工具。

一、DACUM 职业活动分析方法简介

（一）DACUM 职业活动分析方法的产生及其含义

1957 年苏联人造卫星上天，给美国教育界以极大的震惊，之后美国兴起了旨在提高教育质量的改革运动，在 20 世纪 60 年代中期进入高潮。当时，人们对教育质量不满，最后归因于教师的教育教学能力不足，于是要求改革师范教育，提高教师与教学有效性相关的能力。1967 年美国教育总署（Office of Education）征求改革师范教育的方案，休斯敦大学以著名心理学家布卢姆（Benjamin S.Bloom）的“掌握性学习”和“反馈教学原则”以及“目标分类理论”为依据开发的，当时称作“能力本位的师范教育”的新方案被提出来。这种新的能力本位师范教育方案，主张对教师工作进行仔细分析，来确定教师有效性行为——即职业分析方法（DACUM），并将分析结果具体化为教师必备的能力标准，这些能力标准是开发课程的基础。到 20 世纪 70 年代早期，能力本位师范教育已形成一股影响很大的潮流。在改革过程中，美国教育总署发现人们对能力本位师范教育方案缺乏统一认识，为此专门请国家能力本位教育中心委员会（National Consortium of Competency Based Education Centers）制定了

一套《描述和评估能力本位方案的标准》，用于指导能力本位教育的改革实践。

这种职业活动分析方法有以下基本要求：

（1）由优秀工作人员（Expert Workers）分析、确定与描述本职业岗位工作所需的能力，从而更符合实际工作之需要，且具体、准确；

（2）任何职业的工作内容，都能有效而充分地用优秀工作人员工作中所完成的各项任务来描述；

（3）任何任务与完成此任务的人员所需的理论知识、工作态度和技能又都有着直接的联系。

这种方法开始主要用于开发教学计划，所以取名为：

Develop A Curriculla U M（DACUM）

随着这种方法的日趋成熟和使用的日益广泛，实际上它已成为用来分析和确定某一职业所需能力的一种有效方法。

（二）DACUM 职业分析的人员构成

在使用 DACUM 方法进行职业分析的整个过程中，DACUM 组织协调人、DACUM 主持人、DACUM 记录员、DACUM 研讨委员会成员和 DACUM 研讨列席人员等，在不同的阶段和侧面发挥着不同的作用。

1.DACUM 组织协调人

使用 DACUM 进行职业分析是通过 DACUM 研讨会的形式完成的。所以，首先需要一位负责研讨会自准备至结束全过程所需人力、物力、财力的组织协调的责任人。我们称此人为 DACUM 组织协调人。为了保证研讨会的成功举办，作好组织协调工作，要求此人必须了解 DACUM 研讨的准备和后勤工作及其要求，有较强的组织协调能力，有权或已得到授权调动 DACUM 研讨会所需的人力、物力和财力。

2.DACUM 主持人

DACUM 主持人是 DACUM 研讨会的主持者。但这里需要特别指出，DACUM 研讨会不同于一般的研讨会，DACUM 主持人也不同于一般会议的主持人。他是一位在 DACUM 研讨过程中，正确运用 DACUM 研讨的原则、程序和技巧，自始至终激励和引导研讨人员抓住关键问题进行讨论，并能尽快得出一致结论，在有限的时间内完成职业分析的引导人员。

鉴于其工作性质的重要，要求他必须经过专门培训，并获得 DACUM 主持人资格。一般对 DACUM 主持人有以下基本要求：

（1）必须熟悉和掌握 DACUM 职业分析的理论方法，具有一定的实践经验，熟悉众多不同职业岗位的职业能力分析和培训软硬环境开发；

(2)应能在规定时间内，有效地向 DACUM 研讨委员会成员介绍 DACUM 职业分析的过程和研讨必须遵守的原则；

（3）应能激发 DACUM 研讨委员会成员积极参加讨论，并使讨论始终在预定的主题之中进行；

（4）应能保证在同一时间内，每个成员都考虑和讨论同一个问题；

（5）应具有耐心，并能进行必要而又及时的提示；

（6）应善于帮助 DACUM 研讨委员会成员定义单项技能，给出一些较为合适的动词；

（7）应能使每一位 DACUM 研讨委员会成员都拿出自己的意见，同时掌握好工作进程；

（8）应善于解决研讨中出现的争议，取得一致意见。

上述八个方面是对 DACUM 主持人的一般要求，具体要求要根据所分析的职业等情况来确定。

3.DACUM 记录员

为了使研讨人员能始终沿着一条可见的主线进行研讨，研讨时需要把所有达成的一致意见写在卡片上，并贴到墙上。只靠 DACUM 主持人一个人是无法完成此项工作的，因而需要有一名得力的助手，专门负责记录和写卡，这就是记录员，也称写卡员。

记录员要严格按 DACUM 主持人的要求积极工作，专心听并注意记录研讨人员的思维路线，特别是转折点，为 DACUM 主持人提供支持，但绝对不能参加讨论。当讨论取得一致意见时，严格按 DACUM 主持人陈述的内容，写到卡片上，并交给 DACUM 主持人贴到墙上。

对 DACUM 记录员的要求，不像 DACUM 主持人那样严格，但也必须了解 DACUM 方法，熟悉记录员职责，字迹清楚。

选好一名合格的记录员，不仅可以加快研讨的进程，而且还可以在主持人与研讨成员之间建立起密切的联系。

记录员必须做到：

（1）准时参加 DACUM 职业分析的所有活动；

（2）积极听取 DACUM 研讨成员的讨论和意见；

（3）在研讨过程中，做一些参考性的记录；

（4）扮演好为主持人间接提供支持的角色；

（5）只有主持人让其写卡时，才写卡或记录；

（6）卡片的书写要清楚、工整；

（7）保管 DACUM 研讨过程中使用的卡片、笔及塑胶泥等材料；

（8）提供主持人要求的其他帮助。

记录员应防止：

（1）参加研讨；

（2）会上，向主持人提建议（私下除外）；

（3）每个研讨人员的提议全部记录下来；

（4）按自己的意志记录。

4.DACUM 研讨委员会成员

DACUM 研讨委员会是 DACUM 研讨的主体。这些成员是根据 DACUM 建立的三个前提之一，从现场精心挑选来的优秀工作人员。由于他们是研讨的主体，DACUM 图表将产生于他们的研讨中，所以他们的水平将在很大程度上决定 DACUM 图表的质量。对他们的要求主要包括以下几个方面：

（1）业务能力。必须是该职业岗位的优秀工作人员。不但本职业务十分熟悉，而且还要了解其业务当前的发展趋势。

（2）全日制职业。必须是来自现场的全日制一线从业人员，这有助于保证其通晓全部工作内容。可以包括一名或两名一线的小组长，由于他们是一线的直接管理者，对其工作人员的工作内容、要求和范围较为清楚。

（3）代表性。为了使培训的学员能胜任本职业不同岗位的工作，要求 DACUM 研讨委员会具有代表性（地区、行业和企业规模等）。

（4）交流能力。必须能准确、严谨、简练和清晰地表达自己的观点。

（5）群体合作能力。由于 DACUM 研讨过程中，必须充分地发挥“头脑风暴”的作用，因而要求各成员必须具备群体合作能力，遵守“头脑风暴法”原则。

（6）没有偏见。DACUM 研讨委员会成员对于培训内容和方法，必须是开放和无偏见的。

（7）全过程的投入。DACUM 研讨委员会成员必须自始至终全身心地投入 DACUM 研讨的全过程。

5.DACUM 研讨列席人员

研讨过程中，有关领导和人力资源开发管理人员、教学培训环境开发和实施人员等的列席是十分必要的。从 DACUM 研讨准备到 DACUM 研讨结束所涉及的人员最好都能列席，一般包括管理人员、教师、教辅人员和专业顾问。

管理人员。尽管不同学校参加的管理人员不同，但一般讲，系主任、专业科主任、教研组长，负责教师业务培训的负责人，教学研究部门、教务部门、专业开发部门等有关人员都应参加。他们都应了解 DACUM 组织者的计划，而且还需要他们中一些人批准 DACUM 的时间表和预算等。

教师。教师的参与主要是使他们更多地了解和理解 DACUM，支持搞 DACUM 教学改革。同时由于教师与已毕业的学生有较紧密的联系，所以他们了解社区内在哪些单位有 DACUM 研讨所需的人才。有时教师可能不愿参与，主要是因为他们不了解 DACUM，或者即使有所了解，但担心自己教授的内容被大量删减或更新而不愿参与。对此应向他们作好宣传、解释工作。

教辅人员。通过教辅人员的参与，使他们了解并支持 DACUM，在以后的教改过程中做好教辅工作。此外，他们也可为 DACUM 研讨提供帮助，如布置会场、提供会议服务等。

专业顾问。专业顾问的参与作用有两个，一是决定需要应用 DACUM 进行改造的专业（一般专业 2～3 年进行一次教改，有的专业 4～5 年，看技术与管理发展的速度）；二是由于他们来自社会，可以为 DACUM 研讨提供合适人选。

实践证明，安排有关人员列席，研讨会后的开发设计及实施工作会很顺利，而没安排有关人员列席的，后续工作一般较为被动。但对于研讨会的列席人员，有一个严格的要求，就是他们不能作为 DACUM 研讨委员会的成员参加会议的研讨。他们的意见可以在研讨会休息时，交给 DACUM 主持人。

在上述五种人员当中，DACUM 主持人可以说是最为关键的，他是职业分析工作的灵魂，决定着职业分析的质量。因此，应十分重视 DACUM 主持人的培养。

（三）职业能力图表（DACUM 图表）

使用 DACUM 进行职业分析，其间用到了一个十分重要的工具，这就是 DACUM 图表。

1.什么是职业能力图表（DACUM 图表）

对事物进行表达和描述的方式很多。方式不同，效果也不一样。图表具有一目了然的表达效果，因此，为了在职业分析时思路清晰和使用时具体、准确，人们选用了图表的方式来分析、描述职业。

所以，职业能力图表是运用 DACUM 进行职业分析的方式和结果，是由某一职业或职业岗位所要求的各能力领域和相应单项技能构成的一张二维图表。这张图表在 DACUM 研讨的过程中、职业分析结果的表述和使用上，都发挥着关键性的作用。

2.DACUM 图表的构成

DACUM 图表一般包括名称、能力领域、单项技能和技能操作评定等级四项内容。

名称对学校而言一般指本图表所定义的专业。

能力领域（Area of Competency）和单项技能（Skill）是为了进行职业分析而提出的两个概念。能力领域是指一组在某种意义上相关的技能。据经验，一般为了 DACUM 研讨的方便，设 8～12 项能力领域。在描述能力领域时，要用动词开头，前面可冠以“应能够……”，且尽可能简练。单项技能是指为完成某项任务所必须掌握的技能，每项技能必须是在短时间内完成并可独立进行的，且产生产品、服务或决策，一般一项能力领域中的单项技能在 6～30 项左右，若太多，就要增加能力领域数。技能的描述，也要用动词开头，前面也可冠以“应能够……”，并尽可能简练。DACUM 图表的结构见图 6-1。

例如：如果你是运动康复专业的学生，那么你毕业时应能够进行“健身养生指导”。如果你要具备这项能力，就必须能够“对练习者进行评估和诊断”“开启运动处方”“传授太极拳”“传授八段锦”“传授五禽戏”“传授易筋经”“传授六字诀”“传授其他保健养生功法”“创编养生保健功法”“运用现代体育手段进行健身与保健指导”“进行康养工作管理”等。其中，“健身养生指导”就是运动康复工作者应具备的一项能力领域；而“对练习者进行评估和诊断”“开启运动处方”“传授太极拳”“传授八段锦”等则是单项技能。

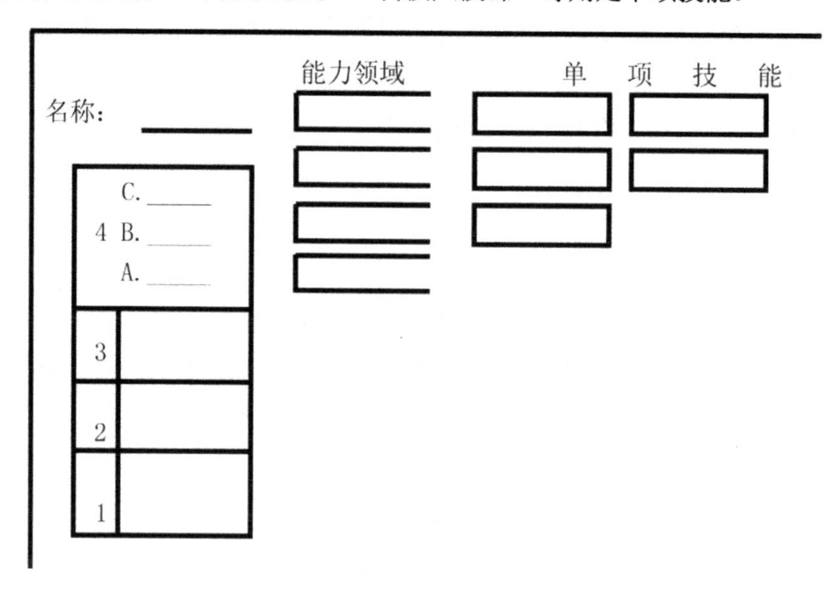

图 6-1 DACUM 图表的结构

技能操作评定等级是为了定义实际工作中单项技能的操作水平而提出来的。它分为四级六个水平。

表 6-1 技能操作评定等级

4	C. 能高质高效地完成此项技能的全部内容，并能指导他人完成 B. 能高质高效地完成此项技能的全部内容，并能解决遇到的特殊问题 A. 能高质高效地完成此项技能的全部内容
3	能圆满完成此项技能的全部内容，并不需任何指导
2	能圆满完成此项技能的全部内容，但偶尔需要帮助和指导
1	能圆满完成此项技能的部分内容，但在现场的指导下，能完成此项技能的全部内容

在实际工作中，有的技能操作要求高频率，有的要求高质量；有的操作可

以出现误操作，有的绝对不能出现误操作。例如，器械体操中的一些保护技能，其操作失误会导致伤害事故，这就要求高质量，不能出现误操作或操作质量不高；而有些非关键岗位的一些技能，操作失误或质量低不会带来太大的损失或伤害事故，但要求熟练程度很高，以保证工作的正常运转。

（四）DACUM职业分析的形式

从英文字面意思看，DACUM是"一种职业分析的方法"。这种方法的形式比较简单，可叙述如下：

（1）确定DACUM研讨委员会成员的标准，针对所分析的职业岗位，从现场精心挑选8到12名优秀工作人员，作为DACUM研讨委员会的成员。

（2）DACUM研讨委员会的成员了解了DACUM和职业分析的目的。

（3）择机邀请DACUM研讨委员会成员集中2天左右的时间，在DACUM主持人的主持下，运用"头脑风暴法"，以DACUM图表的形式，对该职业岗位的能力领域和单项技能进行分析定义，提出相应的职业岗位所需能力图表。

虽然DACUM职业分析方法的形式不复杂，但它的每一步都是十分严谨和科学的，从而保证了研讨结果的客观性。

（五）DACUM职业分析方法的优点

应用DACUM进行职业分析开发教学目标，具有下列优点：

（1）它解决了学校应该教授什么的问题，并且十分系统、具体、明确，从而为教学环境的开发、教学实施与管理等各个教学环节提供了准确的基础数据，同时使教学成本下降；

（2）由于DACUM图表提供的培训目标具体明确，从而能充分发挥学生和教师的主动性；

（3）由现场优秀工作人员，研讨提出的能力图表作为教学目标，更符合现场实际；

（4）邀请优秀工作人员提出培训目标，使得教师和学生都相信目标的正确性，从而激发其接受的热情；

（5）在DACUM图表的基础上，不但使得开发教学环境非常简便，而且能够做到理论知识必需、够用为度；

（6）邀请现场人员提出教学目标，加强了学校与一线的联系，有利于相互合作。

总之，由于这种方法具有高效、快捷、经济等特点，因而日益受到人们的重视，并被广泛运用。

二、DACUM 职业分析研讨的准备

DACUM 研讨会准备工作的充分与否，对 DACUM 研讨的效果影响很大。为了充分地做好准备工作，需要注意三点：一是准备工作的时间要保证，一般在三个月左右；二是要选一名合格的 DACUM 组织协调人；三是取得有关方面的支持。为此，要做好以下工作。

（一）制定 DACUM 研讨会准备工作时间表

做好 DACUM 研讨会的准备工作，首先应由 DACUM 组织协调人制定出周密细致的 DACUM 研讨会准备工作时间表。下面是一个典型的时间表。

DACUM 研讨前 60～90 天：

--确定将要用 DACUM 职业分析方法进行分析的专业

--确定 DACUM 研讨会举行的日期、确定 DACUM 主持人

--准备出将进行分析的专业的描述报告

DACUM 研讨前 30～60 天：

--确定愿意并能够派其优秀工作人员或小组长来参加 DACUM 研讨会的单位

--将 DACUM 职业分析方法简介发给派人来参加研讨会的单位和计划来参加研讨会的 DACUM 研讨委员会成员

--确定 DACUM 研讨委员会成员

--与 DACUM 研讨委员会成员联系，解答他们提出的问题

--安排 DACUM 研讨会会场

DACUM 研讨前 10～30 天：

--通知 DACUM 研讨委员会成员会议的时间、地点及其他有关事项

--安排好 DACUM 研讨委员会成员的食宿、交通并准备好会议用品

--确定 DACUM 记录员

DACUM 研讨前 5～10 天：

--通过电话与 DACUM 研讨委员会成员联系，再次确定其是否能参加研讨

--集中 DACUM 会议所需物品

--如果会场允许，可向有关人员发出列席的邀请

--通知主管领导，准备在 DACUM 研讨会开始前致辞

--确定 DACUM 研讨会的日程

DACUM 研讨前 1 天：

--对 DACUM 研讨会会场和所需物品等做好最后一次检查

--DACUM 组织协调人与 DACUM 主持人会面，并召集有关人员开会，做最后一次全部准备工作的检查

（二）起草专业描述报告

专业描述报告是界定职业工作内容范围的文件，必须明确本专业毕业生就业的职业岗位（群）、职责范围和工作内容。由于它是确定 DACUM 研讨委员会和进行 DACUM 职业分析的重要依据，所以，起草时必须给予足够重视，做到认真、细致、全面。为了使专业描述报告科学、可靠，一般起草时，应参考国家、部门或本公司的职业分类等有关文件资料。1999 年我国编辑出版了中国第一部职业分类大典，可作参考。

（三）确定 DACUM 研讨委员会

1.确定 DACUM 研讨委员会的规模与组成

完成了专业描述报告的起草之后，就可以依据报告确定 DACUM 研讨委员会规模与组成。为了使得 DACUM 研讨委员会具有一定的代表性，我们总希望 DACUM 研讨委员会规模越大越好；但是规模过大，人员过多，会使得 DACUM 主持人无法主持高效率的研讨。所以，DACUM 研讨委员会规模大小，

应根据本专业毕业生就业范围的宽窄，包括职业岗位的多少来确定。经验证明，一般 DACUM 研讨委员会的规模 8～12 人为宜，其中 6～10 名一线的优秀工作人员，两位小组长。

2.确定 DACUM 研讨委员会成员标准

为了选定合格的 DACUM 研讨委员会成员，需要根据专业描述报告和 DACUM 研讨委员会成员的一般标准，确定 DACUM 研讨委员会成员的具体标准。此具体标准一般包括以下几个方面的内容：

- 业务能力
- 地区代表性
- 行业代表性
- 企业规模代表性
- 交流能力
- 群体合作能力
- 没有偏见
- 全过程的投入等

3.选定 DACUM 研讨委员会成员

根据 DACUM 研讨委员会成员的具体标准，选定出合格的 DACUM 研讨委员会成员，是一项极为关键的工作。为了做好此项工作，需要制定一个周密、细致的方案。

对于学校来说，可以依靠教师，并通过他们的学生来协助选定。实践证明，这种方法在国内、国外都非常有效。

4.审定 DACUM 研讨委员会合格

DACUM 研讨委员会成员的合格，并不完全意味着 DACUM 研讨委员会的合格。作为 DACUM 研讨委员会必须考虑其在方方面面的代表性，特别是其整体能力。

运用 DACUM 进行职业分析确定专业培养目标时，选择确定研讨委员会成员，要照顾到毕业生就业的行业、地区、企业规模和岗位等。另外，以下两点也应注意考虑：第一，DACUM 研讨委员会中最好包括 2～3 名本校本专业的毕业生，因为他们不但了解其职业岗位的能力需求，而且还了解本校及本专业的教学内容，这样对比起来，更能说明问题。第二，在 DACUM 研讨委员会中，要有 1～2 名从事一线工作的班长、组长的参加。他们参加主要是为了能较好地界定工作人员的工作范围，并更为客观、具体地确定某一岗位工作人员的能力水平。

（四）确定 DACUM 主持人与记录员

1.确定与邀请主持人

DACUM 主持人的确定与邀请在准备工作中是十分重要的。首先要保证邀请经过专门培训、具有丰富经验的 DACUM 主持人。在国外，主持人的选定工作一般要在研讨会召开前 3 个月左右完成。而在国内由于经过专门培训的主持人为数不多，水平又参差不齐，直接影响到了 DACUM 图表的质量，给日后的教学环境开发和 DACUM 的实施应用带来了很大困难。因此，必须加强 DACUM 主持人的培养。

2.确定记录员

记录员的确定，首先要征求 DACUM 主持人的意见。一般情况下，DACUM 主持人都有自己的记录员。如果 DACUM 主持人不能带自己的记录员，一定要按照记录员的标准严格选定。

（五）编制 DACUM 研讨会日程

DACUM 研讨会的时间一般在 1～3 天之间。据经验，修订 DACUM 图表的研讨会，一般只需 1 天；毕业生就业岗位较为单一的专业，一般用 1 天半的时间就可以完成；毕业生就业岗位较多、内容较为复杂的专业，视情况应安排 2～3 天。但 DACUM 研讨会不论时间的长短，日程内容一般是基本相同的。一般包括：领导致辞；介绍 DACUM 主持人；DACUM 主持人向与会人员简单介绍 DACUM 职业分析方法并特别说明 DACUM 与会人员的作用和研讨中的注意事项；向与会人员介绍 DACUM 研讨委员会成员、记录员和部分列席人员及研讨会日程；修订专业描述报告；确定能力领域；确定能力领域中的单项技能；检查完善各个能力领域与单项技能及其表述方式；各项能力领域与单项技能排序；就业水平，即熟练程度和操作质量的确定；研讨会总结等。

三、DACUM 职业分析研讨

（一） 建立良好的研讨氛围

DACUM 职业分析方法采取了科学的讨论原则、程序和方式，以求得研讨结果能够较好地反映客观实际。其中，建立良好的研讨氛围尤为重要，一般可通过下面三项工作来完成。

1.建立良好的合作关系

DACUM 主持人能否与成员间建立良好的合作关系，是 DACUM 研讨能否成功的关键环节。

（1）主持人首先应提前半个小时到达会场，热情迎接每一位 DACUM 研讨委员会成员。

（2）主持人要准备好名片，与研讨委员会成员交换。这样可以促进主持人与成员间的关系，使气氛更加融洽，同时可以借此进一步了解各成员的情况，有利于主持研讨。另外，通过互换名片可以收集到研讨委员会成员的情况，像姓名、单位、工作岗位、职务、职称等 DACUM 图表制作所必需的内容，也为将来进一步合作建立了联络途径。

（3）将研讨会的日程安排、纸笔等分发给与会人员。在此过程中，注意了解研讨成员对研讨会日程安排的意见，了解他们是否读过“DACUM 职业分析方法简介”，主持人要注意解答问题。

2.明确研讨会的目的、目标与任务

要建立良好的研讨氛围，除建立起 DACUM 主持人与研讨成员之间的合作关系外，还要使参加研讨会的每一个人都要明确研讨会的目的、目标和任务。这项工作，根据研讨会日程表的安排，是由领导的致辞来完成的。一般是研讨会开始时，研讨会由 DACUM 协调组织人主持，在介绍了与会的领导、DACUM 主持人、研讨委员会成员和部分列席人员之后，邀请领导致辞。通过致辞将此次研讨会的目的、目标和任务讲清楚。所以领导人致辞是非常重要的，应特别给予重视。

3.讲解 DACUM 职业分析过程

在领导致辞后，DACUM 组织协调人介绍 DACUM 主持人及其工作成就，在建立起DACUM主持人威信的同时，邀请DACUM主持人主持研讨。DACUM主持人要在领导致辞的基础上，重申此次研讨的目的和任务，并由此引出DACUM职业分析方法讲解。具体内容一般包括：

- DACUM职业分析方法的产生；
- DACUM职业分析方法的用途；
- 职业分析研讨的原则与步骤；
- 研讨会的日程安排；
- 与会人员的作用；
- 研讨过程中应注意的问题等。

（二）指导职业分析

在建立起了良好的研讨氛围之后，DACUM主持人就可以依据DACUM研讨必须坚持的头脑风暴法讨论问题的原则和职业分析研讨的主持步骤进行研讨。

头脑风暴法是专家决策方法的一种，在讨论问题进行决策时，一般遵守以下原则：

- 研讨成员在研讨时是平等的；
- 提出提议的自由性；
- 要提出建设性的提议，而不能是非建设性的提议；
- 不能使用任何与本次研讨的职业有关的任何参考资料；
- 列席人员不能参加研讨；
- 全部提议都要被认真地研讨；
- 研讨者要互相尊重相互间的提议。

DACUM职业分析一般通过六个步骤完成：

（1）修订专业描述报告；

（2）分析确定能力领域；

（3）分析确定各项能力领域中的单项技能；

（4）检查与修订能力领域和单项技能；

（5）能力领域和单项技能排序；

（6）确定上岗要求的技能操作评定等级。

1.修订专业描述报告

随着社会的发展、科学技术的进步和管理水平的提高，一个专业的名称、毕业生就业岗位和工作内容都会不断地发生变化，所以，进行职业分析，首先就要分析确定专业的名称、毕业生就业岗位、工作内容等。

DACUM 主持人根据事先准备好的专业描述报告，首先引导研讨成员讨论专业名称，研讨成员意见基本趋于一致时，请记录员填写到 DACUM 图表上；然后引导各成员讨论本职业的岗位、职责范围和工作内容，最终形成研讨成员意见较一致的专业描述报告。

2.分析确定能力领域

DACUM 主持人要运用头脑风暴法，使研讨成员充分发表意见，提出本专业的能力领域。

虽然 DACUM 主持人在前面讲解 DACUM 职业分析方法时，已经详细讲解了能力领域的定义，但由于 DACUM 职业分析方法对于大多数研讨委员会成员来说还较为陌生，其对能力领域、单项技能等概念还是刚刚接触，所以主持人需要做以下提示，以帮助研讨成员理清思路：

（1）能力领域是为了便于职业分析而提出的一个概念。就像一本书一样，为了编写方便，应据其内容间的相互关系，先划分出篇章，然后按逻辑关系将内容编入相应的章节中去。这里的能力领域，就相当于书中的篇章，是一组在某种意义上相关的单项技能的组合。

（2）为了研讨的方便，一般可设 8～12 项能力领域。这主要是因为受会场墙壁长度和高度的限制。如果所设的能力领域太少，那么每项能力领域所包含的单项技能就会很多，使得墙的长度不够；反过来，如果所设的能力领域过多，墙的高度有限，也就放不下那么多的能力领域了。实际上，设多少个能力领域，对整个职业的分析，在内容上并无多大影响，只是表达的形式有了变化。这种形式上的变化，对我们日后使用 DACUM 图表，不会有什么不同。

（3）为了较为准确地定义能力，在描述能力领域时，必须用动词开头，并冠以“应能够……”。

一般经过 DACUM 主持人的积极引导，研讨成员将提出十几项能力领域。每提出一项，DACUM 主持人都要让记录员写到 16 开的卡片上，贴到墙上。

这样可使得研讨成员有成就感，从而激发他们积极参与。当研讨成员大多数感到所列出的能力领域已基本覆盖了职业的职责范围时，DACUM 主持人可引导大家对提出的能力领域进行修改、删除、添加或合并。

3.确定各项能力领域中的单项技能

对单项技能高质量的定义，将为 DACUM 图表的使用打下良好的基础。从经验上看，许多 DACUM 图表由于单项技能定义的过于模糊，而给使用带来极大的困难。为此，主持人必须做到：

（1）全面、透彻地理解单项技能的概念。单项技能是指一个人利用其所具有的知识去有效地从事某一具体工作的能力，是一种在实际职业活动中可被观察到的行为，这种行为必须能够独立进行，且在短时间内能够完成，并产生产品、服务或决策。

（2）在定义单项技能时，开头必须能冠以“应能够……”的前缀。 这种前缀具体操作时，为了省时，可以不写在每一张单项技能卡片上。

（3）应以行为动词开头定义单项技能。通过对已开发的 DACUM 图表的分析，单项技能一般可分为六种类型，而每种类型的单项技能又都有各自常用的行为动词。主持人应熟练运用这些行为动词。

手工操作型。手工操作型的单项技能对 DACUM 研讨成员来说，是相对容易定义的。在术课项目中，此类单项技能尤为多见。常常使用如：传、投、运、垫、发、扣、操作等动词。

顺序操作型。这类单项技能包括根据预定的工作顺序进行操作，同时也需要少量的手工操作技能。这类单项技能常常是指对要求有一定的操作顺序和进行监控的设备进行操作。常用动词有：排列、调整、准备、装配等。

分析型。这类单项技能在绝大多数情况下由那些担心理论知识将不被重视的 DACUM 研讨成员提出。这类单项技能可以表示相关的理论知识如何得到应用。在更多的情况下，具有这类单项技能的学员会根据其所具备的理论知识去完成其他类型的单项技能所不能履行的特定任务，而且这种任务可以被评估或衡量。常用来描述此类单项技能的动词有：识别、分析、区分、比较、对照、分类、评估等。

阐述型。这类单项技能属于预备性技能。它需要获取信息以便在后续各个单项技能中做出决策和解决问题。常用的动词有：解释、阐述、阅读、引用、获得等。

解决问题型。这类单项技能是职业的核心部分。通常他们是解决复杂问题或决策性的技能。履行这类技能，需要许多其他类型技能的综合运用。用于此类单项技能定义的常用动词有：计划、设计、检修、计算、选择等。

组织管理型。这类单项技能是指某些从业者在该职业领域中，组织或指导相关工作的能力。常用的动词有：组织、管理、指导、协调、监督等。

另外，下列行为动词也是定义单项技能时常用的。按其使用的范围也可分为六类：

知识类：解释、重述、记录、列举、说出、叙述、强调等；

理解类：说明、重述、讨论、描述、认识、解释、表达、定义、报告、回顾等；

应用类：运用、使用、应用、证明、操作、安排、选购、概述、说明、实践、改编、阐述等；

分析类：分析、识别、区分、评估、计算、试验、测试、比较、对照、评论、图示、检查、辩论、编制、提问、陈述、解决、细查、分类等；

综合类：计划、组成、建议、设计、安置、制定、评估、收集、构成、建立、创造、组织、管理、准备等；

评估类：判定、评价、衡量、评定、比较、修改、获得、估计、确定、估价等。

（4）对单项技能的定义应简单、明确，不至于出现多义性，造成使用时的困难。

（5）要尽量使用被分析职业领域所接受和使用的名词和术语，并应能反映出该职业的近期和将来对某些单项技能的要求。

（6）单项技能的定义必须不是对下述所列静态行为的描述。

与知识基础有关的行为。DACUM 主持人不应接受像“知道”“理解”和“具有……知识”一类的动词或词组以及相关定义用语。

与职业技能特点有关的行为。DACUM 主持人不应接受以“是”为开头的对单项技能的定义。如：“是熟练的”或“是创造性的”等。

个人态度或情感。DACUM 主持人应拒绝使用如“喜欢”“期望”“愿望”等表达个人态度的动词。

4.检查与修订能力领域和单项技能

在确定了各项能力领域的单项技能之后，DACUM 图表的整体轮廓也就显现出来了。但在讨论确定单项技能的过程中，不可避免地会出现不同意见的争议，为了能使讨论进行下去，必然会有一些悬而未决的单项技能产生。这时，从整个 DACUM 图表看，会一目了然，通过增、删、修订、合并技能和能力领域等手段，进一步完善 DACUM 图表。

5.能力领域和单项技能的排序

为了进一步完善 DACUM 图表和更方便地使用，要对 DACUM 图表上列出的能力领域和单项技能进行排序。排序的方法是按照初学者的一般学习进程，逐个对能力领域和单项技能进行排序。

6.确定上岗要求的技能操作评定等级

在图表上列出的各项单项技能，应达到什么样的水平，也应由研讨成员逐一确定出其操作评定等级，以便于确定学生的学习考核标准。

四、DACUM 图表的整理、验证与制作

在 DACUM 研讨结束之前，主持人应确认所有 DACUM 研讨委员会成员对于 DACUM 图表的准确性和完整性是赞同的。确认之后，DACUM 主持人要指导记录员将图表从墙上抄写下来，并将原始卡片妥善保存。

至此，我们手里已经有了一张 DACUM 图表，似乎已大功告成，但全部工作到这里并未完全结束，下面几项工作也是十分重要的。

（一）DACUM 图表的整理

1.能力领域与单项技能的编码

为了 DACUM 图表的使用方便，应对 DACUM 图表的能力领域和单项技能进行编码。编码可以运用数字、字母或二者混合的方式。一般使用数字与字母混合编码的方式较多。

使用数字与字母混合编码的具体方法是，按 DACUM 图表上能力领域的排列顺序，自上而下对能力领域编码为 A、B、C……；对单项技能，自左向右编码为 1、2、3 ……。

使用数字编码的具体办法是，按 DACUM 图表上能力领域的排列顺序，自上向下，对能力领域编码为 01、02、03 …… ；对单项技能，自左向右，编码为 01、02、03 ……。

2.确定 DACUM 图表的格式和内容

DACUM 图表的格式很多，选择哪一种，应根据 DACUM 图表的用途来确定。DACUM 图表的文字说明也很重要，一般有下列内容：

（1）学校名称；

（2）专业名称；

（3）开发日期；

（4）DACUM 委员会成员的姓名、职称/职务/工作岗位、单位名称；

（5）DACUM 组织协调人；

（6）DACUM 主持人；

（7）DACUM 记录员；

（8）列席人员名单；

（9）公司或学校的标志；

（10）技能操作评定标准；

（11）评价鉴定栏目。

（二）DACUM 图表的验证工作

1.确定验证工作的必要性

由于 DACUM 研讨委员会只有少数人组成，无法完全代表所分析专业的各个领域，同时，学生的就业范围、涉及行业又很广，因而让有关专家再次对研讨结果进行验证是很有必要的。

2.验证工作的组织

DACUM 研讨的组织者往往是 DACUM 验证工作的组织者。DACUM 图表验证小组的组成人员包括领导、教学管理人员、教师和教辅人员等，主要任务是讨论解决下列问题：

（1）谁可以做验证者；

（2）提出一些什么问题；

（3）使用什么手段；

（4）如何挑选和确定验证者；

（5）如何分析反馈信息。

3.验证的项目

（1）技能的重要程度；

（2）技能的使用频率；

（3）就业应具有的水平；

（4）学习掌握的难易程度；

（5）在工作中的关键性；

（6）操作此技能所涉及的设备与工具；

（7）需要什么样的态度才能把工作做好。

4.选定验证人员

验证者应由该专业毕业生就业职业领域里的优秀工作人员组成，而不能选那些高级管理人员、人事经理与理论研究人员。

5.收集分析验证用的信息资料

经常使用的方法是将 DACUM 图表和有关资料（DACUM 职业分析方法的介绍、DACUM 图表验证会讨论确定的问题等），事先寄给选定的验证人员，并通知他们验证会召开的时间。一般验证小组由 8～12 人组成，会期 2～3 小时，按验证项目顺序验定。验证主持人最好是 DACUM 研讨主持人。

另外，其他验证方法还很多，如 DACUM 主持人分别邀请验证专家验证或发放验证调查表等。

（三）DACUM 图表的监督制作与分发

1.DACUM 图表的监督制作

图表经过验证，即可进入制作阶段。为了保证图表的印制质量，要指定专人负责对图表制作进行监督，这项工作一般由 DACUM 组织协调人完成。监督的主要项目是DACUM图表的格式和内容。格式要规范、清晰，内容要完整、不能有任何改动。要保证校对工作的质量，校对时应以原始卡片的记录为准。

2.DACUM图表的分发

DACUM图表一般应分发给下列人员：

（1）教学管理人员；

（2）有关教师、教辅人员、教研组长、专业主任等；

（3）专业顾问委员会成员；

（4）DACUM研讨委员会成员及其单位主管；

（5）学校领导和学校董事会成员；

（6）招生和就业咨询部门；

（7）学生；

（8）课程设计与教学环境开发人员。

当然，根据具体需要，分发范围也可适当调整，超出上述范围。

第七章　课程体系构建与专业实训建设

第一节　课程体系构建

一、专业课程体系构建的分析

基于职业生涯发展的职业岗位职责和职责下的职业任务，进行专业课程体系构建分析，可采用应用型高等教育专业课程体系分析表格法，如表 7-1 所示。

表 7-1　应用型高等教育课程体系分析表

任务		知识课程	技术课程	职业活动课程
职责1	职业任务 11	知识课程 1	技术课程 1	职业活动课程 1
	职业任务 12	知识课程 2	技术课程 1	
	职业任务 13	知识课程 3	技术课程 1	
	……	……	……	
职责2	职业任务 21	知识课程 1	技术课程 1	职业活动课程 2
	职业任务 22	知识课程 2	技术课程 1	
	职业任务 23	知识课程 3	技术课程 1	
	……	……	……	
……	……	……	……	……
职责n	职业任务 n1	知识课程 n1	技术课程 n	职业活动课程 n
	职业任务 n2	知识课程 n2	技术课程 n	
	职业任务 n3	知识课程 n3	技术课程 n	
	……	……	……	

二、专业课程标准的开发制定

专业课程标准的结构一般包括专业课程标准总纲和各科目（模块）课程标准两部分。课程标准是确定一定学段的课程水平及课程结构的纲领性文件。前者是对一定学段的课程进行总体设计的纲领性文件，规定各级学校的课程目标、学科设置、各年级每周教学时数、课外活动的要求和时数以及团体活动的时数等；后者根据前者规定各科教学目标、教材纲要、教学要点、教学时数和编写教材的基本要求等。

“课程标准”的主要特点：第一，“课程标准”主要是对学习者学习结果的描述，而不是对教学内容的具体规定。第二，“课程标准”是关照绝大多数学习者的，提出的是一些基本的要求。“课程标准”是国家制定的某一学习阶段的共同的、统一的基本要求，而不是最高要求。第三，“课程标准”做出的规定应具体明确。学习者学习结果的描述是可达到的、可评估的，而不是模糊不清、可望而不可即的。第四，“课程标准”的规定是有弹性的，其范围应涉及认知、情感、技能三个领域，也隐含着教师不是教科书的消极教授者，而是教学方案的积极设计者。

一般课程标准由课程名称、课时与分配、适用专业、前言、课程目标、课程内容、实施建议、教学资源八部分构成。前言明确课程性质、课程基本理念、课程设计思路；课程目标由总目标、具体目标构成；课程内容分单元或者模块列出；实施建议包括教学建议（方法与手段）和评价建议（评价原则、内容、方式方法）。

第二节　专业实训建设

一、实训整体规划原理

应用型高等教育各专业的实训项目规划原理如图 7-1 所示。从图 7-1 可以看出，应用型高等教育各个专业的实训项目是从专业服务的职业岗位、能力领域、单项能力和技能推演出来的，当然，并不是推演出来的所有技能训练项目、任务实训项目、项目实训项目、岗位实训项目都被列为实际教学计划中的实训项目，而是需要进一步论证哪些实训项目最终列为教学计划中的实训项目。但应用型高等教育实训项目规划应按这样的整体化原则进行规划。专业的实训项目确定后，系部和学校的实训项目可依据这些要求，设计出学校、系部和专业的实训系统。

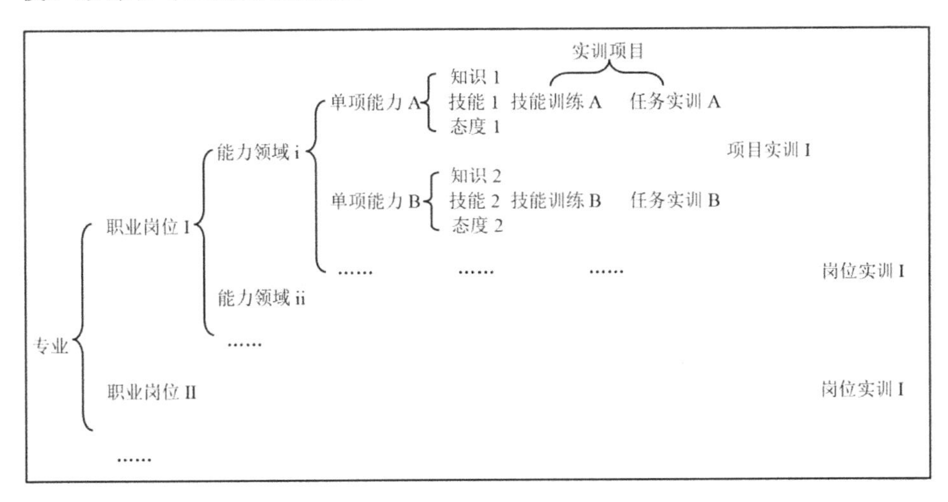

图 7-1　专业实训项目整体规划示意图

二、实训整体规划方法

实训项目规划的目的，是使各类实训项目充分发挥各自的优势，而且各实训项目间又不会产生不必要重复。为此，应为实训项目设立与规划设计一张实训项目设立与规划分析表。表 7-2 是实训项目规划情况分析表。利用这张表，一是可以明确专业培养目标中每一项通用能力或者专业能力在哪一个实训项目训练，从而有针对性地确立实训项目；二是能清楚地表明每项能力在几个实训项目中得到了重复训练或使用，以防止过多的重复训练或训练次数不足。

表 7-2　实训项目规划分析表

能力领域	单项能力	操作步骤	设备、工具、材料	技能训练	任务实训	项目实训	岗位实训

三、实训项目的选择设立

依据实训项目规划整体化原理，各级各类实训项目的设置需要满足专业培养目标中各级各类技能或者能力目标的要求。依据技能、单项能力、综合能力形成条件，一个专业的技能和能力训练或培养需要将技能训练、任务实训、项目实训在学校进行，岗位实训在学校模拟岗位进行，然后到企业进行岗位实习。因此，应用型高等教育实训项目可设置为技能训练、任务实训、项目实训和岗位实训四种类型。

（一）技能训练项目设立原则

有的技能训练需要的时间较长，安排在任务实训、项目实训、岗位实训中完成，将使得这些实训项目重点不突出。这些技能的训练应单独进行。

（二）任务实训项目设立原则

若职业岗位的工作由自己单独完成，而且完成起来也很复杂；在岗位实训项目中去解决，会使得岗位实训目标太杂，岗位实训时间也会太长。对于这些工作，应设立独立的实训项目。这些工作的实训，根据任务实训的定义，可以确定为任务实训。

（三）项目实训项目设立原则

一般职业岗位的工作分为两类。一类是由一个人单独完成，另一类需和他人一起合作才能完成。在和他人合作完成的工作中，有的是比较复杂的，需要组成团队，在有效的协调、沟通和配合下，才能完成。这些工作，根据项目实训定义中对项目的定义，可以称为项目。对于这样的项目，应设立实训项目。一是利用这样的项目可以培养学习者的通用能力，诸如：组织、协调、沟通能力等；二是为岗位实训扫清障碍，使岗位实训重点更加突出。

（四）岗位实训项目设立原则

岗位实训项目确立是最为方便的。专业的职业面向几个职业岗位，就需要设立几项岗位实训项目。这是因为，职业岗位的工作环境、使用的设施设备、工作程序等都有较大的差别，学习者具备并熟悉了某职业岗位的工作，并不能保证在其他职业岗位顺利工作。

第八章　教学环境设计与数字资源设计

第一节　教学环境设计

一、教室的设计与组织

随着社会的进步和发展，教学场所的种类越来越多，条件越来越好。但从各种教学场所的使用率来看，教室仍然是教学活动的主要场所，教室设计得如何，对教学效果有着直接的影响。

1.对教室的一般要求

- 要有良好的位置和方向；
- 面积适中。一般每名学生所占面积应不小于 1.1 平方米；
- 通风良好，空气新鲜；
- 光线适度，教室内采光和照明要分布均匀。

2.教室空间的组织

传统的排列式：特点是教师始终处于支配地位。

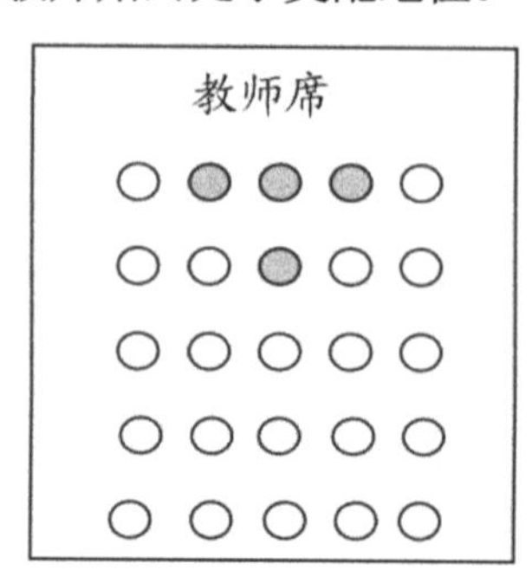

马蹄形排列式：特点是师生间交往机会较多。

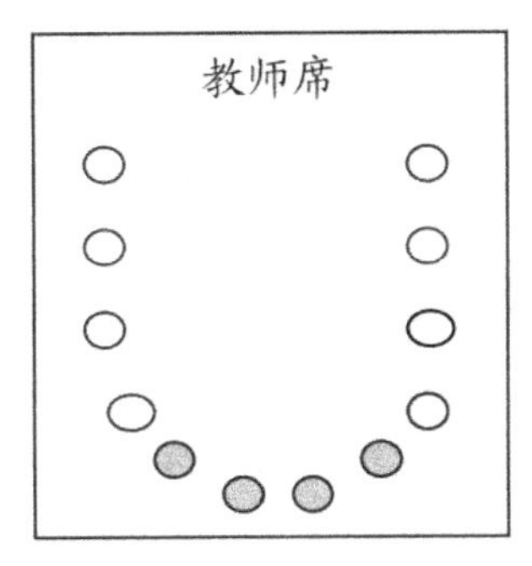

模型排列式：特点是便于学生学习时的讨论和交流。

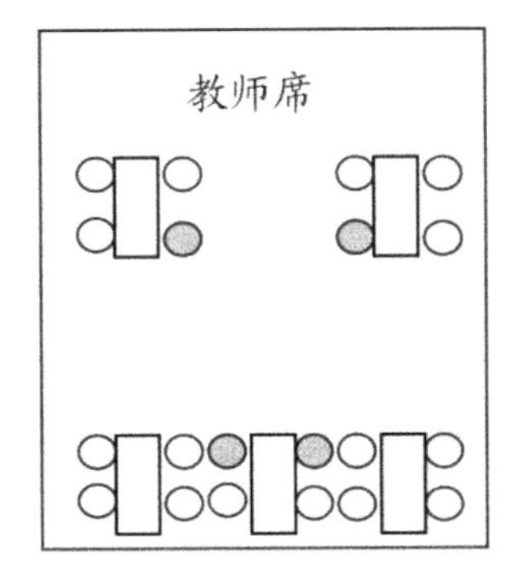

注：图中带阴影者为易被教师注视者

3.别具匠心的教室设计

➢ 教室+实习环境；

➢ 教室+职业能力图表；

➢ 教室+资源室；

➢ 教室+多媒体设备。

4.常用设备

除黑板和课桌椅以外，还可以配备或能随时提供投影仪、幻灯机、联网计算机终端及其他视听设备等。

二、技能训练场所的设计

技能训练场所主要指运动技能训练的场所，如中医按摩训练室、器械康复技能训练室、田径技能训练场、球类技能训练馆等。这些场所的设计与组织方式，要严格按照标准执行，确保安全和卫生，利于学生对技能的学习和掌握。

1.技能训练场所一般卫生要求

（1）位置的选择

运动建筑的布局要合理。在规划中，运动建筑的布局要方便学生进行体育活动。因此，远近应适中，交通要方便，注意避开污染区，基地要宽广，以便于内部区域的布局和绿化（绿化面积最好能达到总面积的30%），土质要选择颗粒大又多孔的土壤。若依山兴建时，应选择在向阳面，水位要低，以保持建筑物的坚固和防潮，尽量靠近水源，便于修建游泳池和滑冰场。

（2）坐落方向

室内利用自然采光时，最好是坐北朝南或向东南或向西南。大中型体育馆采用人工照明一般不考虑坐落方向。

室外运动场的方位最好是正南北方向，即长轴与子午线平行，这样避免日光炫目。经常处于大风地区的运动场的长轴应与主导风向垂直。我国北方主导风向是北偏西风，南方主导风向是东南风。

（3）采光与照明

合理采光，既有利于健康，又能调节室温。不合理的采光，将影响练习者的视力和成绩，还易发生运动损伤。采光分为自然采光和人工照明。

①自然采光。是指白天利用窗户射入的自然光线。运动建筑物所有的工作室都应有足够的自然采光。自然采光的评定指标有：采光系数和自然照度系数。

采光系数：即窗户面积与室内地面积的比例。对运动建筑物来说，系数的标准是1:3～1:5。

自然照度系数：在散射光线条件下，室内照度与室外照度的百分比（用照度计测量），系数越大，光线越好。

室内自然照度效果的好坏，还与窗户玻璃的质量与清洁度、天花板与墙壁的颜色有关。窗户位置的高低及窗户之间的距离最好相同，避免出现暗影及光线不均匀。

②人工照明。指利用电灯照明。人工照明的卫生要求是光线必须充足，室内照度不能小于50lx（勒克斯），不伤眼睛、均匀、不闪烁、不炫目，不产生浓

影、不污染空气，不显著提高温度，同时，放射光谱最好接近日光光谱。

（4）通风

运动建筑物即使有足够的空间，也应有良好的通风设备，以保持室内的空气卫生。

自然状态的大气是一种无色、无臭、无味的混合气体，其中氧气占21%，二氧化碳占0.03%，而人体的呼出气中氧气占16. 4%，二氧化碳约占4. 4%。一个人在安静状态下，为了维持正常生理活动约需15～18L / h的氧。在剧烈运动时，身体的能量代谢增高，每分钟需氧量和呼出的二氧化碳量增多。因此，室内的空气因人们的剧烈运动和人群逗留而失去其最初的特性，即氧气的含量减少，二氧化碳的含量增加，有机的污染物能从皮肤、衣服混入空气。又因人体的散热而使室内温度增高，皮肤蒸发和呼气时排出水分而使室内空气的湿度增高。因此，运动建筑物必须有良好的通风设施，以排出室内污浊的空气，保持室内空气卫生。通风可分为自然和人工两种。

自然通风。是指通过壁上小孔、门窗与外界进行气体交换。

人工通风。可分为抽出法、流入法和混合式三种。抽出法是利用推进式风扇把室内污浊空气抽出室外，新鲜空气经门窗自动进入室内；流入法是利用机械压力将室外新鲜空气送入室内，室内污浊空气从门窗出口排出；混合式是同时采用抽出法和流入法。

（5）采暖与降温

我国幅员辽阔，自然气候差异很大，采暖与降温的方法应尽量适应当地的自然条件。北方寒冷地区的建筑物多采用封闭式，外壁以实墙为主，以减少建筑物内室温散发。南方亚热带地区多采用开敞式，易于空气流通，便于散热。

建筑物的采暖设备应尽量保证室内有适宜的气温，一般控制在 23～25℃左右，并保证室温相对稳定与均匀，水平温差不宜超过2℃，垂直温差不应大于 2.5℃。一般应用蒸气或热水采暖，两者都有锅炉房，把蒸气或热水通过导管输入建筑物内，并通过室内的散热器将热量辐射全室。不在室内生火炉或用碳火盆，以免污染室内空气，发生烫伤、一氧化碳中毒及火灾。

室内降温的方法较多，可采用自然通风或冷冻降温法等。

2.室内技能训练场所设备的卫生要求

（1）体操技能训练馆

① 一般卫生要求。体操馆使用面积每人平均至少有 4m²，温度适中，暖气设备最好装在壁内。光线必须充足，夜晚照明度不得少于 501x，以 2001x 为宜。照明点应均匀分布。缺乏人工通风设备时，可以在练习前后或休息时进行通风换气，墙壁应平坦，不能有突出部分或雕刻装饰。木制地板平坦而坚固，没有木刺和裂缝。体操馆应保持清洁，每日清扫一次，最好用吸尘器或湿式清扫，要防止镁粉飞扬。不能用滑石粉代替镁粉或混合使用。进馆应穿软底鞋。

② 器械的卫生要求。在练习前和练习过程中，应仔细检查器械连接部分是否牢固，助跑道的表面及弹跳板的斜坡应钉橡胶皮防止打滑。垫子不宜太软、太硬、太轻，表面不应太滑，两块垫子之间不应有空隙，以防发生外伤事故。

（2）游泳技能训练馆的卫生要求

① 一般卫生要求。游泳馆的顺序应是更衣室—存衣室—厕所—准备活动室—淋浴室—涉水室—游泳池。游泳池的深、浅水池要严格分开，或通过浅水区再到深水区。室内的温度应在 26～27℃为宜。馆内应有足够的照明，人工照明不能少于 2001x。池壁、池底都应用瓷砖砌成。池底要有一定倾斜度，但不宜太陡。水温应保持在 22～26℃之间。

② 水质卫生。由于池水直接与人的皮肤、眼睛、鼻腔、口腔接触，若水质不符合卫生标准，就可能传染疾病。要求水质无色透明，无臭、无异味，清澈可见池底，不允许有藻类繁殖或肉眼可见的浮游生物。池水的理化指标应符合卫生要求。

池水的净化和消毒，多采用快速过滤法和氯化消毒法。进行氯化消毒时，用氯量应适宜，若浓度太高，可使游泳者的毛发变黄、变白，并可刺激皮肤与黏膜；若浓度太低，则不能起到应有的消毒作用。因此，每隔 2 小时应测定 1 次含氯量，池水细菌分析每天至少 1 次。

3.室外技能训练场地设备的卫生要求

（1）田径技能训练场

① 跑道。应平整结实、富于弹性、没有浮尘、不滑，并便于雨水渗透到底层，平时要保持一定的湿度。夏天炎热时，比赛前 30～40 分钟应在场地上洒水。

② 跳跃、投掷场地。助跑跑道的方向应避开阳光的垂直照射，地面应平坦、坚实而富有弹性，无浮土和杂物。踏跳板应与地面平齐。跳远沙坑宜松软，可填充三份锯末与七份干净沙子的混合物，使用前须将沙子掘松、耙平。沙坑边缘宜用木质做成并与地面平齐。

跳高立架应牢固，不易倾倒，横竿则应容易落下，沙坑内应填充锯末或海绵。撑竿跳高应有特制的穴，坑内海绵包宜高出地面 1～1.5 米，撑竿应牢固，不易断裂。

投掷场地应明确划分，投掷时严禁他人穿行，场地地面要平整，投掷链球的地方必须有铁丝挡网，以免伤人。投掷器械应符合年龄、性别及技术的要求。

（2）球场

足球场最好铺有草皮，场地要平坦。篮、排球场地应平整、结实、无浮土，地面不宜过硬。球场四周 2～2.5 米以内不应有柱子或凳子等障碍物。在干燥夏季，比赛前 30～40 分钟场地上应洒水一次。

（3）冰场

在我国北方室外天然冰场，每年可使用 3～4 个月。为预防外伤，冰场上的人数不宜太多，一般每人占 8～10 平方米。应将初学者和已掌握滑冰技术者分开，把速度滑冰和花样滑冰分开，速度滑冰时都按逆时针方向滑行，以免相互碰撞。利用天然冰场时，冰层厚度不得少于 25 厘米，以防断裂落水。人工冰场的冰层厚度不得少于 15 厘米。冰面应保持平坦光滑，不能有任何杂物。设有跑道的冰场，要用绳子或冰雪将跑道与冰场隔开。冰场的照明最好与冰面垂直，以减少阴影。

（4）轮滑场地

场地应保持平滑，并保持场面的清洁，不能有裂痕和石子、杂物等，周围不应有障碍物。室内或地下轮滑场地应有良好的通风设备。

三、实验、实训场所的设计与组织

教学实训场所一般有两种设计组织方式，一是模拟方式，二是现场环境。可以说，这两种方式各有其优点和缺点。在使用时，应视目的和经济条件决定。

1.模拟方式

➢ 能在短时间内，通过模拟来解决实际工作中遇到的各种问题；

➢ 方便、经济、安全；

➢ 能及时、有效地满足教学的需要；

➢ 不足是与实际现场总存在着一定差距。

2.现场环境

➢ 在大多数情况下，由于受培训时间的限制，学生不可能在较短时间内对所有实习内容全部进行实际操作，并达到要求的水平；

➢ 常常不能按教学进度及要求及时安排；

➢ 有些情况下只能用模拟的方法解决；

➢ 若时间、人力、物力和财力允许，这是最理想的方式。

四、资源室的设计

资源室是存放和借阅学习资源的场所。一般每个专业都应有自己的资源室，有时也可在图书馆开辟本专业的资源角。无论在何处，一定要保证资料的检索路径与技能学习指导书中提供的路径一致，如图 8-1 所示。

学习参考资源，一般包括技能学习指导书、教师的讲稿、实习实验指导书、期刊摘录的文章、设备生产厂家提供的设备操作手册以及音像资料、计算机辅助教学软件等。由于学习参考资源的重要性，所以要求十分严格。

（1）使用方便。无论在时间、地点还是在借阅管理制度方面，都要以学生为中心，为学生提供使用上的方便。

（2）检索路径一致。各种资料的检索路径要与技能学习指导书提供的路径一致。

（3）资源丰富。要保证各种学习资源高质量、多品种、数量充足。

（4）资源适用。由于这些资源的提供对象是学生，而不是为教师准备的，所以各种资料的难易程度，应达到学生在没有指导教师帮助的情况下能自学的水平。

（5）提供相应的硬件设备。

以下几点则要避免：

（1）过期的学习资源过多；

（2）资源丢失或位置放错现象严重；

（3）数量不足；

（4）品种不全（包括内容和载体）。

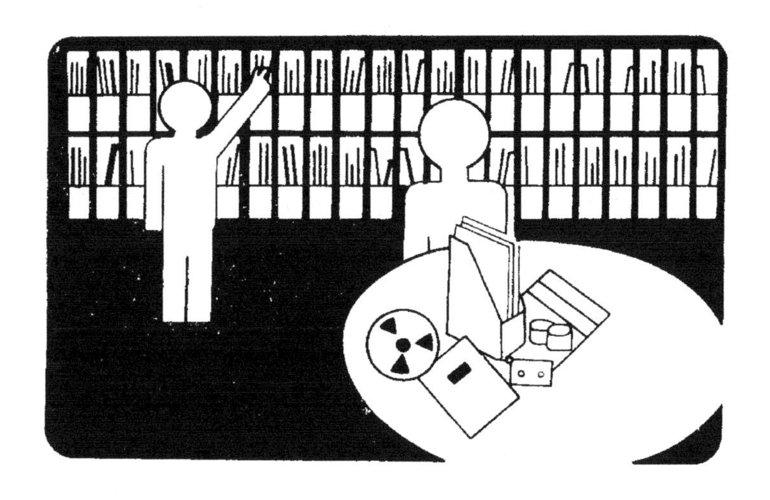

图 8-1　资源室示意图

资源室中，每一项技能的学习指导书被放置在一个文件盒中，摆放的顺序完全按职业能力图表中技能的顺序排列。

第二节　数字资源设计

随着信息技术和互联网技术的发展，特别是它们在教育中发挥的作用日益重要，数字资源建设在专业建设中越来越受到重视。虽然应用型高等教育专业建设中有各种各样的数字资源建设，但最基本、最核心的还是课件。在课件和其他数字资源设计中，采用什么技术很重要，但最关键的是学生借助课件和其他数字资源学习时，能否形成未来从事职业所要求的思维、行为、语言、情感、意志、品质等特质。

由于课件的顺序结构影响着学生思维、行为顺序结构的形成。为了培养不同专业学生特有的职业活动思维和行为顺序，根据职业活动的特点，应用型高等教育课件和其他数字资源顺序结构可分为三个基本类型：职业活动过程导向顺序结构、职业活动情景导向顺序结构和职业活动效果导向顺序结构。

一、数字资源的过程导向顺序结构设计

有些职业的活动情景相对固定，活动过程相对稳定，活动结果标准一致。对于教授这样的职业活动内容，在设计课件顺序结构时，应遵循职业活动过程导向原则进行设计。因为从事这样的职业活动，要求学生具有顺序过程思维和严格的行为标准规范，以保证职业活动结果标准一致。这类职业活动主要发生在技术类专业，因此技术类专业教学课件顺序设计一般是过程导向的。

图 8-2 所示是按职业活动过程导向原则设计出的职业活动过程导向顺序结构。其中，任务描述是提出任务、明确任务、给出设备工具等条件；任务分析是在质量、成本、时间等要求下，提出科学、先进、可行、经济的方案；明确过程规范是向学生展示方案实施完整过程的各个阶段；任务实施是通过做，学习相关知识、技能、态度，形成职业能力；成果评价是评价任务完成达成目标情况；学业评价是评价学生知识、技能和态度等学习目标掌握的情况。

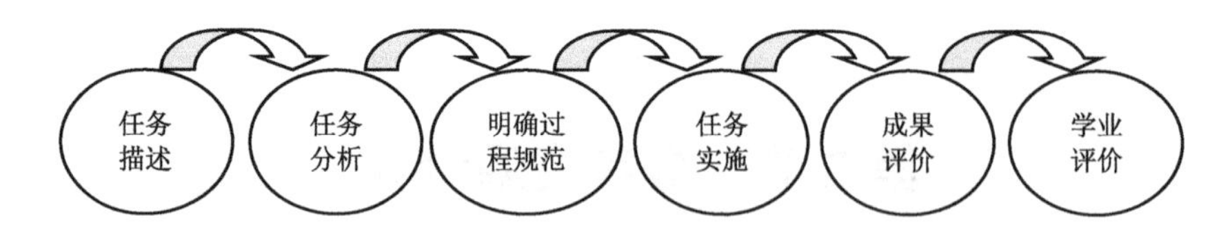

图 8-2　职业活动过程导向顺序结构

任务描述由教师完成；任务分析可由教师指导全体学生一起完成，也可分组后在教师指导下由各个小组完成；明确过程规范，由教师讲解，然后学生以职业活动过程规范为线索，分阶段完成各项职业活动。在指导学生的职业活动中，教师要严格要求学生遵循操作程序、动作达到标准规范。这样，不但可以培养学生分析问题、解决问题的能力，更为重要的是能够使学生把

握这类职业活动的特点，形成先后顺序逻辑思维习惯和对每一项操作标准规范的敏感与重现。

二、数字资源的情景导向顺序结构设计

对于那些职业活动情景多变、千差万别，过程随着情景变化而变、不固定的职业活动，在课件顺序结构设计时，应遵循职业活动情景导向原则进行设计。因为从事这样的职业活动，要求学生及时把握情景，并采取有效的职业活动，取得满意的效果。这类职业活动主要发生在管理和服务类专业，因此管理和服务类专业教学课件顺序设计一般是情景导向的。

图 8-3 所示是按职业活动情景导向原则设计出的职业活动情景导向顺序结构。其中，任务描述是提出任务、明确要求和条件；任务分析是在质量、成本、时间等要求下，提出科学、先进、可行、经济的方案；列举职业情景是分析可能出现的各种职业情景；应对方案实施是通过采取最佳措施，学习相关知识、技能、态度，形成职业能力；成果评价是评价任务完成达成目标情况；学业评价是评价学生知识、技能和态度目标掌握情况。

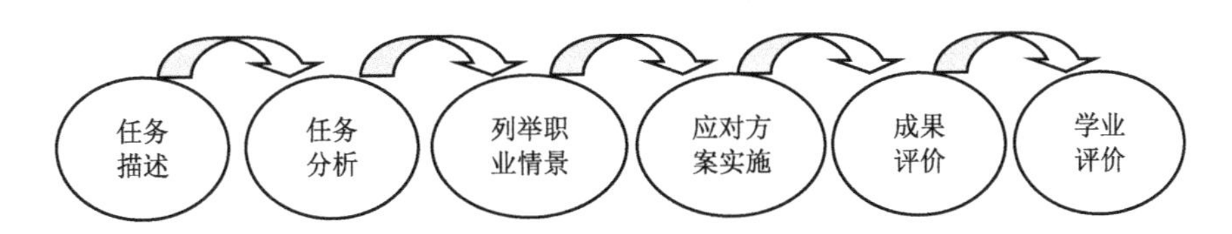

图 8-3　职业活动情景导向顺序结构

任务描述是由教师完成；任务分析可由教师指导全体学生一起完成，也可分组后在教师指导下由各个小组完成；列举职业情景是教师和学生一起分析可能出现的职业情景，针对不同职业情景，通过采取不同应对方案达到学习目的。这样，不但可以培养学生分析问题的能力，而且对于学生把握这类职业活动的特点，关注情感，形成敏感、机智灵活的思维与应对习惯十分有利。

三、数字资源的效果导向顺序结构设计

对于那些关注效果、职业活动情景和过程关系不密切的职业活动，在课件

顺序结构设计时，应遵循职业活动效果导向原则进行设计。

图 8-4 所示是按职业活动效果导向原则设计出的职业活动效果导向顺序结构。其中，任务描述是提出任务、明确要求和条件；任务分析是在质量、成本、时间等要求下，提出科学、先进、可行、经济的方案；效果展示是把已有成果展示出来；效果达超是分析产生效果的原因和产生出同样的或更佳的效果，学习相关知识、技能、态度，形成职业能力；成果评价是评价任务完成达成目标情况；学业评价是评价学生知识、技能和态度目标掌握情况。

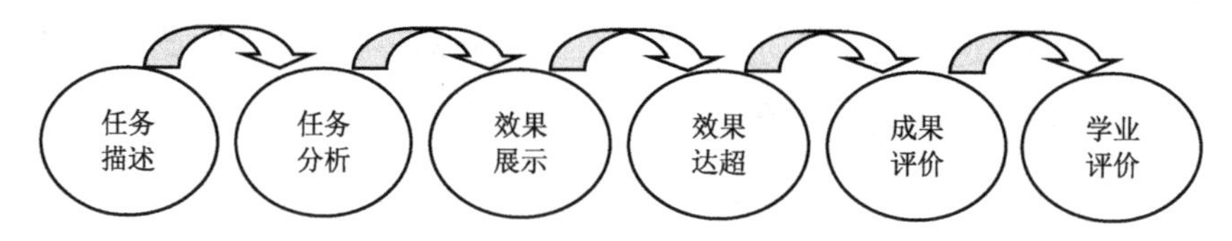

图 8-4　职业活动效果导向顺序结构

任务描述是由教师完成；任务分析可由教师指导全体学生一起完成，也可分组后在教师指导下由各个小组完成；效果展示是教师将不同的效果展示给学生；效果达超是学生分组分析哪种效果较好或最佳，提出达超的办法并落实，以此达到学习目的。这样，对于培养学生发散和聚合思维，形成创造能力十分有效。

第九章　师资队伍与社会资源建设

由于应用型高等教育在我国尚属新事物，因此我国应用型高等院校的专业教师具有一强两弱的特点。一强是指专业理论强，因为他（她）们基本上都是硕士或博士研究生毕业，而我国的研究生教育重视专业理论教育；两弱是指教育教学实践能力和专业实践能力弱，因为他（她）们基本没有经过教育教学系统培养或培训，也没有到企业长期从事生产实践的经历。为此，应用型高等院校专业建设中的专业教师队伍建设，应有针对性地解决两弱的问题，而不是一味地追求更高的学历学位。

第一节　师资队伍

一、专业教师数量结构

一般专业教师队伍的师生比为16∶1，并配备专业带头人1人，核心课程负责人各1人。鉴于应用型高等院校专业带头人在专业教师队伍中的地位，要求他应具有较高的应用型高等教育的认识能力、专业升级定位与发展方向把握能力、课程开发能力、教研教改能力、学术研究尤其是应用技术开发能力和组织协调能力。

二、应用型教师队伍建设

应用型高等教育在我国属于起步阶段，但是按照国家的要求和经济社会发展趋势，应用型高等教育的规模将会逐渐扩大，师资问题会越来越突出。不但教师补充的数量跟不上应用型高等教育扩张的规模，而且教师普遍缺少在行业实践一线工作的经验。

优良的师资队伍是培养优秀人才的基础和关键。由于应用型高等教育属于新兴高等教育类型，因此，当前的应用型高等院校师资队伍还处在传统状态，主要体现在以下几方面：

第一，教师来源单一，且人才引进仍然以学术型博士、硕士研究生为主，青年教师都是从学校到学校，缺乏实践锻炼，对社会实际工作中具体工作内容、环节、方法知之甚少，从而造成教学中理论与实践的严重脱节。

第二，“双师型”教师严重不足，校内大多数专职教师普遍存在专业理论扎实而实践能力不强、有实践能力却理论功底不够的问题，有些教师虽然获得了一些职业资格证书，但是水分太多，职业能力的含金量不高。

第三，学校尚未形成“兼职教师聘任制度”和“校内教师到基层锻炼制度”，而这些制度对应用型师资队伍建设非常重要。如果这种非职业组建模式的师资队伍结构得不到改善，将成为制约应用型高等教育发展的瓶颈。

应用型高等教育的师资队伍建设应主要考虑以下因素。

首先，应用型人才的培养都必须在不同程度上突破学科本位课程体系，取而代之的是能力本位课程体系，教师所面对的“知行合一”理论教学与实践操作，将远大于学科教学中的课堂理论教学，而且应用型高等教育重在培养学生的实践理性思维，这也与传统学科教学对教师逻辑理性思维的要求大相径庭。因此，教师必须顺应这一变化，按照整体事物综合性知识体系对自己原来的知识体系进行改造，从而实现教师从逻辑理性向实践理性的转变。例如，教师可以通过实施项目教学把学科知识体系整合为能力知识体系。

其次，加强“双师型”教师的培养。“双师型”教师不是教师和某职业资格师的简单叠加，而是职业教育教师的职业特质，是教师把知识、技能、品性（态度）等方面进行有机融合，并有效把握不同职业特质形成规律和不同职业特质教学规律基础之上的教师。只有这样的教师才能真正将生产、管理、服务等方面的实践能力吸收内化，并能有效地再现传授给学生。为此，学校在重视教师获取相应职业资格证书的同时，必须要求教师到企业进行实践锻炼。教师通过深入企业现场，真正搞清理论与实践的契合点，以及应用时的注意事项，从而解决好自身理论与实践脱节的问题。为了不使此流于形式，学校应制定相应的制度和教师发展规划，只有这样才能使“双师型”教师培养落到实处。

再次，建立兼职教师队伍。兼职教师在发达国家是非常普遍的现象，如美国所有公立高校中，兼职教师占 47%，而在社区大学里这个比例高达 70%；德国的兼职教师占到 60%；其他发达国家的比例也都非常高。兼职教师可以增加高校办学的灵活性，促进学校与社会的交流。兼职教师是具有丰富实践工作经验和很强实际操作能力的校外专家或企业的高级工程技术人员，他们了解本专业及相应技术领域的发展动态，不仅能有效地加强理论与实践的结合，提高学生的实际操作能力，而且还会把相关领域的最新信息带到高校，缩短新知识进入教学和实践的周期，让学生能及时了解科技发展新动态和最新技术，指导帮助学生发展创新思维，提高综合应用能力。

第二节　社会资源开发

应用型高等教育强调学生职业能力的培养，其教学环境的开发与教育资源的利用决不能仅仅局限于校内，如何使我们的教育走向市场，从而充分开发和有效利用社会教育资源，赢得社会各界尤其是用人单位的广泛支持与合作，是办好应用型高等教育的前提。我们应广泛与社会联系，向用人单位企业积极推销自我，寻求拓展学校与社会关系的最佳“切入点”和“结合点”，在“互惠、互补”原则下，本着教育为市场服务、为社会服务的思想，与各方寻求广泛地合作。

一、建立专业顾问委员会

在应用型高等教育的专业建设中，由于专业的职业能力图表是由现场人员参加研讨制定的，因此，一般情况下这些人员单位的领导和其本人即被聘请为专业顾问委员会成员。这些人员对专业的发展和建设能起到巨大的推动作用，同时也为毕业生的就业提供了良好的基础。

二、实习基地建设

应用型高等教育的教学过程中，只在学校进行模拟实习是不够的，必须建立校外实习基地。可以通过与现场建立关系的方式，在校外建立实习基地，在实习基地的建设中要注意“互惠、互补”机制的建立，从而较好地解决学校硬环境不能满足教学需要的问题。

三、现场优秀人员导师制

为了使学生了解自己学习的专业和将从事的职业，按照应用型高等教育的基本要求，要在入学之初对学生开展入学教育、专业教育和职业考察，但此时学生对将从事的职业无法进行深入的了解。为了使学生尽早接触将从事的职业，可以与用人单位建立“现场优秀人员导师制”。导师制要求学生入学后就与现场导师建立联系，通过现场导师逐步了解未来所从事职业的一般情况及其特点；并在学校指导教师和现场导师的指导下，利用节假日参与职业活动。这种方法可以起到使学生尽快明确学习方向，提高学习的主动性，以实践促进理论学习，提高学习效率的作用；同时也丰富了学生的社会知识，提高了其社会活动能力，为学生的就业打下基础。

四、教师资源的开发与利用

本着教育为市场服务、为社会服务的办学原则，有计划地组织师生走出校门参与现场的职业活动，做现场的业务参谋，使教师始终掌握一线的情况。现场人员走进校门，丰富、充实校园讲坛，有效地弥补校内教师实践经验不足的现状。

第十章　运动康复专业职业活动分析

第一节　市场调查与分析

为掌握社会对运动康复专业应用型人才的规格要求和数量需求，为了解运动康复专业毕业生就业现状和职业生涯发展情况，在运动康复专业建设中实现运动康复专业人才培养与行业应用型人才需求的对接，保证运动康复专业应用型人才培养质量，特对运动康复专业开展市场调查。

一、调研方案设计

1.调研目的

调查行业发展现状、发展趋势、现代理念、主要技术（标准）、产品（服务）；国内运动康复专业毕业生的就业岗位和需求情况；运动康复行业企业对运动康复专业应用型人才素质和能力的要求。跟踪调查运动康复专业毕业生的就业及职业生涯发展情况，以及他（她）们对运动康复专业人才培养的评价与建议等。通过调研分析，帮助运动康复专业准确定位，并进一步优化专业培养目标和课程体系，为运动康复专业行业发展作出贡献。

2.调研内容

（1）行业调研的主要内容：发展现状与趋势、现代理念、主要技术（标准）、产品（服务）等。

（2）企业调研的主要内容：运动康复用人单位对运动康复专业毕业生的需求情况、对证书的要求、招聘途径、对应用型运动康复专业人才的认知和能力素质的要求等。

（3）毕业生调研的主要内容：毕业生的基本信息、就业岗位、职业生涯发展情况、工作适应程度、胜任程度、对学校运动康复专业课程设置的评价与建议等。

3.调研对象

行业调研对象为学校服务区域内的行业协会。企业调研对象为运动康复专业用人单位（医院康复科、康养机构、健身机构、国家和省级运动队、特殊教育学校等）。毕业生调研对象为运动康复专业部分优秀毕业生。

4.调研方式

对运动康复用人单位的调查，主要通过走访、信访、问卷调查、会议交流等方式进行。对毕业生的调查，主要通过问卷调查、走访、信访、电话访问等方式进行。

主要设计了两种调查问卷：其中《运动康复专业服务企业人才需求调查问卷》，是针对相关运动康复专业用人单位设计的；《运动康复专业毕业生调查问卷》是针对运动康复专业学生毕业后，从事本专业工作的人员设计的，主要是了解运动康复专业实践技术岗位，以及相关的岗位群需要掌握的知识、素质和技能情况，了解毕业生的长处与不足。

二、调研实施

按照调研设计方案，对国内运动康复专业部分用人单位和部分毕业生进行了调研。调研过程中得到了所到单位和广大毕业生的大力支持与配合，毕业生和相关单位都认真、客观地填写了调查问卷。问卷回收率100%，有效率100%。

三、情况分析

通过对各种调查资料的汇总并进行认真分析，情况如下：

1.行业发展趋势情况

伴随着经济社会的快速发展，人们对健康的重视程度不断提高，然而非传染性慢性疾病却呈现出爆发式发展，据《中国居民营养与慢性病状况报告（2015

年)》报道，目前我国 18 岁及以上成人超重率为 30. 1%，肥胖率为 11. 9%，高血压患病率为 25. 2%，糖尿病患病率为 9. 7%。6～17 岁儿童青少年超重率为 9. 6%，肥胖率为 6. 4%，与 2005 年相比均有较大幅度的提高。截至 2016 年年底，我国 60 岁以上老年人口 23086 万人，占总人口的 16. 7%，其中 65 岁及以上人口 15003 万人，占总人口的 10. 8%，说明我国已进入老龄化社会。此外，我国残疾人数量已接近 1 亿，需要康复服务的比例超过 22%。在发达国家，每万人中配备 20 个康复从业人员，而我国仅为 0. 4 人。由于康复人才紧缺，我国康复事业的发展受到了严重的限制，需要康复的群体过多的占用了医疗资源。培养运动康复专业应用型人才是解决未来康复治疗人才短缺问题中的重要途径之一。因此本行业发展趋势向好，并呈现朝阳职业特点。

2.用人单位类别数量分布情况

我国运动康复专业正处于成长期，它是社会不断进步和发展的产物，随着社会需求在不断扩大。只要有竞技体育的开展，只要有健身需求，就离不开运动康复与健康为其保驾护航。运动康复专业的学生毕业后将进入各种体育协会、运动队、体工队、训练基地、学校、社区、酒店、健身娱乐俱乐部、康养机构、特殊教育学校、疗养院、社区康复治疗福利院、军队以及政府各事业单位的保健部门，成为保健按摩师、营养师、队医、健身健美指导员等。

3.行业企业人才需求情况

目前，仅就河北省而言，有医院康复科近 100 多家、康养机构 200 多所、省级运动队近 20 个、健身俱乐部及健身会所 1200 余处、疗养院 300 余处、星级酒店 450 余家，而没有专业健身指导人员的社区更是数量巨大。但全国现在只有 63 所高校能够招收运动康复专业的本科生，而河北省开设运动康复专业的高校仅有 3 所，每年该专业的毕业生约为 180 人左右，远远不能满足康复与健身市场的需求。

4.用人单位招聘人才侧重因素

通过对用人单位招聘人才侧重因素的调查表明：用人单位更看重人才的工作经验、个人修养和职业资格证书等，而把学历排在最后一位。并且，企业对职业道德和专业技术能力比较看重，不仅要求学生有较强的动手能力，更要具备良好的思想道德和综合职业能力。

5.毕业生就业与发展情况

目前，运动康复专业毕业生就业对应岗位有：医院康复科运动康复师、省级运动队的疲劳恢复与康复按摩师、康养机构的康复保健师、疗养院的养生保健康复师、健身会所（俱乐部）的健身指导与运动防护师、特殊教育学校的康复教师、普通学校的体育与健康教师等。

对河北科技师范学院毕业生调查统计发现，毕业生的主要工作岗位分布为：医院康复科的康复治疗师、省级运动队的疲劳恢复与康复按摩师、康养机构的康复保健师、健身会所（俱乐部）的健身指导与运动防护师、普通学校的体育与健康教师等。职业生涯发展方向主要有：一是技能发展，成为技术骨干；二是管理发展，成为部门管理者；三是经营发展，成为创业者。

6.对学校运动康复专业课程的意见

被调查者中，80%以上的毕业生和被调查企业技术人员认为目前学校运动康复专业课程设置较为合理；15%左右的被调查者认为课程需再进一步优化；5%的被调查者认为有些课程难度较大或实践中用处不大，可以删减或与其他课程合并。

四、结论与建议

随着经济社会的快速发展，以及人们工作、生活的压力增大，越来越多的人陷入了亚健康状态，且我国已开始步入老龄化社会，人们的健康意识和对健康的渴望已经提升到自己的意识范畴中。绿色疗法和非药物治疗开始被人们认识和推崇，运动康复专业作为新兴专业在非药物治疗和疾病预防以及健康促进方面具有非常大的优势，这为河北科技师范学院运动康复专业的建设与发展奠定了坚实的基础。 建议如下：

1.进一步明确专业定位

作为应用型本科院校，学校地处河北省秦皇岛市，所处区域环京津，属华北地区。该区域的康养产业、健康服务业发展迅猛，健身会所（俱乐部）的健身指导与运动防护师和省级运动队的康复按摩师需求量较大。学校的运动康复专业应以服务地方、辐射京津、面向全国为办学定位，做好体医（民族传统体育与中医）深度融合，加强运动康复技能，面向上述就业市场加强专业建设。

2.培养目标应细化、有可操作性

现在的运动康复专业培养目标较为笼统，缺乏可操作性。应根据就业岗位和职业生涯发展要求，加强职业活动分析，变革现行培养目标内涵和描述方法，建立应用型培养目标体系结构，使运动康复专业的培养目标具有较强的针对性、科学性和可操作性。

3.构建符合社会发展需求的科学合理的课程体系

当前国内应用型本科院校的课程体系和内容都是学科型的，离应用型相差甚远，教师不知道教这些干什么，学生不知道学这些为什么。这是应用型本科教育中学生厌学的主要原因之一，也是制约应用型大学建设和发展的瓶颈。因此，要对现行运动康复专业的课程体系进行变革，按照社会需求对整个课程体系进行全面转化，构建符合应用型本科教育实质的整体事物综合性知识体系和能力结构。同时，对课程体系和内容要加强柔性化设计，并高度重视人文和自然的相互渗透和跨学科课程的设置，加强运动康复专业大学生的人文素养和科学素养协同发展。这样才能使应用型运动康复人才在发展过程中能够应对经济社会的瞬息万变。

4.增加实习时间，加强校企深度合作

现行运动康复专业人才培养方案中的实习时间较短，不足以实现学生职业能力的培养，建议增加实习时间，如增加到一个学期并和寒暑假结合。另外要通过加强校企深度合作的方式，实现工学结合，开展理实一体化教学。

5.加强专兼职师资队伍建设

师资队伍是实施应用型高等教育课程体系的关键。因此，必须改革当前高校中的教师队伍结构，并加大投入力度，加强校内专职教师的“双师型”“双能型”的培养力度，同时加强外聘兼职教师的力度，使教师队伍能够适应应用型高等教育的发展，培养高级应用型专业人才。

第二节　职业活动分析

为了顺应国家提倡“运动康复”，大力发展康养产业之大势，提升河北科技师范学院服务社会经济发展能力，把握河北科技师范学院运动康复专业服务区域行业对运动康复应用型人才的需求，特开展运动康复专业应用型人才职业活动分析。

一 、职业活动分析会议

时间：2016 年 6 月 26 日

地点：图书馆楼 901 会议室

会议名称：运动康复专业职业分析

组织协调人：×××

职业分析主持人：×××

记录员：×××

二、职业分析专家名单

职业分析专家的名单如表 10-1 所示。

表 10-1　职业分析专家名单

姓名	单　　位	技术职务
×××	秦皇岛颐华太极养生中心	技术部主任
×××	秦皇岛市人民医院	康复科主任
×××	秦皇岛中医院	康复部主任
×××	秦皇岛精方健康管理有限公司	业务部主任
×××	河北省第一疗养院	康复部主任
×××	中国人民解放军 281 医院	康复科主任

（续表）

姓名	单 位	技术职务
×××	秦皇岛特殊教育学校	技术教研室主任
×××	河北省自行车运动管理中心	一线员工（本校毕业生）
×××	河北省游泳跳水运动管理中心	一线员工（本校毕业生）

三、职业分析成果

作为新兴专业，运动康复专业学生应具备哪些职业能力才能胜任未来的职业发展？这是运动康复专业首先必须解决的问题。我们在广泛调研的基础上，以市场需求和岗位要求为导向，运用 DACUM 方法对运动康复专业进行职业能力分析，确定出运动康复专业不同就业方向的毕业生应具备的职业能力体系。

根据我国当前的实际情况，运动康复专业人才的社会需求主要包括以下几个领域：专业运动队、医院康复科、康养机构、特殊教育学校、大众健身机构等。

（一）专业运动队对运动康复专业人才职业能力的需求分析

通过行业调研了解到：专业运动队的服务对象是运动员这一特殊群体，其工作主要是预防和治疗各种运动损伤、消除运动疲劳、保证运动员正常训练和参赛等。运用 DACUM 方法，对专业运动队所需运动康复专业人才的职业能力进行系统分析，运动康复专业人才在专业运动队的主要工作包括：运动损伤康复治疗、运动疲劳恢复按摩、运动防护等。根据运动队这一具体的岗位需求，毕业生要胜任该职业领域工作，应具备的职业能力如表 10-2 所示。

表 10-2 专业运动队运动康复岗位能力图表

能力领域		单项技能
1	运动防护	运用解剖结构分析技术动作；运用生理特征分析技术动作；运用影像技术分析技术动作；运用步态特征分析技术动作；运用不同防护手段对运动员进行防护；诊断评估常见运动损伤……
2	运动损伤康复	运用推拿按摩等中医手段进行康复；运用现代康复治疗技术对髋、膝、踝、肩、肘、腕、颈椎、腰部和肌腱等常见部位的损伤进行康复；制定保健康复运动处方……

（续表）

能力领域		单项技能
3	运动疲劳恢复与保健	运用推拿、按摩、针灸、刮痧、火罐、足疗和艾灸等中医手段进行疲劳恢复与保健；运用中国传统绵缓类运动方法进行疲劳恢复与保健；运用现代物理设备进行疲劳恢复与保健……
4	运动评估	功能检查；运动员身体素质综合测试与评定；应用各种筛查与评估方法评测运动员重返赛场的时间……
5	协调沟通	缓解运动员赛前和伤后的心理压力；协调教练员和运动员之间的关系……

注：随着社会发展和人们对专业认识的逐渐加深，单项技能会发生变化，这里我们只列出了部分技能，其他用省略号代表，下同。

（二）医院康复科对运动康复专业人才职业能力的需求分析

医院康复科主要从事患者疾病治疗后的康复工作，主要服务对象是神经系统疾病、外伤后功能障碍、老年病患者和残疾人等群体。通过运用 DACUM 方法对医院康复科所需运动康复专业人才的职业岗位进行职业分析，确定医院康复科从业人员应具备的职业能力，见表 10-3。

表 10-3　医院康复科运动康复岗位能力图表

能力领域		单项技能
1	运用民族传统运动康复手段进行康复	对患者进行功能评定；辨别病症选择康复手段；开启运动处方；运用太极拳进行康复；运用八段锦进行康复；运用五禽戏进行康复；运用易筋经进行康复；运用六字诀进行康复；对偏瘫、脑瘫、截瘫、脑外伤、骨关节炎患者进行康复；对帕金森综合征患者进行康复；对常见慢性疾病患者进行康复……
2	运用中医康复手段进行康复	运用推拿按摩、关节松动术、针灸、拔罐、刮痧、艾灸等进行康复治疗……
3	运用现代康复手段进行康复	运用 Rood 技术、Bobath 技术、Brunnstrom 技术和 PNF 技术进行康复治疗；应用电疗、磁疗、超声治疗、光疗等理疗手段进行康复保健；正确使用康复训练器……
4	康复评定能力	应用步态分析进行康复评定；应用足底压力进行康复评定；应用等速肌力测试进行康复评定；应用脑功能测定进行康复评定……

（三）康养机构对运动康复专业人才职业能力的需求分析

康养机构包括疗养院、养生馆、养老机构等。疗养院是专门为增强体质、疾病疗养、康复疗养和健康疗养而设立的医疗机构；养生馆是提供经络养生、按摩养生和减压放松等服务的休闲养生场所；养老机构则是为老人提供饮食起居、清洁卫生、生活护理、健康管理和文体娱乐活动等服务的综合性服务机构。它们的服务对象是患有慢性疾病、亚健康、职业病、老年人以及希望康复养生的群体，都是以实现人类自身健康为服务目的。运用 DACUM 方法对康养机构的职业岗位进行职业分析，确定运动康复专业毕业生在该领域应具备的职业能力，如表 10-4 所示。

表 10-4　康养机构运动康复岗位能力图表

能力领域		单项技能
1	健身养生指导	评定身体机能状况；开启运动处方；传授太极拳、八段锦、五禽戏、易筋经等民族传统体育康复保健养生方法；能够运用篮球、排球、足球、乒乓球、羽毛球、沙滩排球、沙滩足球等现代体育手段进行健身与保健指导；康养工作管理……
2	康复保健	进行康复保健需求诊断，制定康复养生锻炼计划；制定运动处方；运用现代康复技术（如超短波疗法、微波治疗、激光、电疗、磁疗和三维牵引床等）对疗养员进行康复保健；应用针灸、刮痧、拔罐、推拿等中医手段开展疗养康复；运用绿色自然疗法（如海水浴、熏蒸疗法、阳光浴、森林浴、盐浴、泥疗和蜡疗等）进行康复与保健……
3	机能评定分析	运用肌力检查、基础代谢检查、关节活动度检查等体育手段评定练习效果；应用运动学、动力学、动态肌电图、病理步态等现代技术手段对人体运动进行分析评定……
4	用运动手段调节心理疲劳	运用太极拳、健身气功、瑜伽等传统运动形式为疗养员释放压力、缓解不良情绪；运用现代体育方法为疗养员释放压力、缓解不良情绪……
5	应急处理	处理康复训练中的意外突发事件（如急性肺栓塞、肌肉拉伤、软组织损伤、肌肉痉挛）；运用包扎、止血等急救方法；运用心肺复苏术技术……

（四）特殊教育学校对运动康复专业人才职业能力的需求分析

中共中央国务院颁布的《国家中长期教育改革和发展规划纲要（2010—2020）》指出，“各级政府要加快发展特殊教育，加强特殊教育师资队伍建设”；

党的十八大进一步提出要提高特教教师的师德水平和业务能力。2015 年 8 月 26 日教育部印发的《特殊教育教师专业标准（试行）》中，从专业理念与师德、专业知识、专业能力等 3 个领域和 13 个维度对特殊教育的教师提出了新要求，为其更好地发展指明了方向、奠定了基础。

特殊教育学校是为音障、盲生、智障、肢体残疾和自闭症等学生提供特殊教育的场所，教职工们既承担着教育的功能又被赋予实现康复的使命，更需要具备让残疾学生能够逐步从生物人向社会人转变的能力，这对特教学校的教师提出了更高的要求，为运动康复专业的发展提供了契机。大量研究表明：通过运动方式可以调节、矫正和修复许多先天和后天的生理、心理残障机能。因此研究特殊教育学校运动康复岗位教师的职业能力，对于提高特殊教育学校的教学效果有着重要意义。特别是师范类院校开办的运动康复专业，可以充分发挥师范院校的自身优势，结合特教学校岗位对运动康复专业人才的需求，培养特色型运动康复人才。综合以上情况，运用职业分析方法对特殊教育学校对运动康复专业人才的需求进行分析，确定出职业能力图表，如表 10-5 所示。

表 10-5　特殊教育学校运动康复教师岗位能力

能力领域		单项技能
1	体育教学	进行常规体育教学；传授特殊人群的运动项目（如踏步、体操、武术套路和田径等）；运用体育动作（如足球、篮球、乒乓球、武术、舞蹈等）创编康复体操……
2	运动康复治疗	身体机能诊断；制定运动处方；运用适合不同障碍人群的运动疗法……
3	特殊教育基本能力	了解不同障碍学生特点；掌握手语、盲文等特殊教育专业技能；根据不同障碍的学生特点制定针对性的体育教学计划（如视力障碍的学生重点培养定向运动能力，听力障碍的学生侧重培养感知觉能力，智力障碍的学生注重培养反应、平衡和协调能力等）……
4	心理疏导	与特殊学生的沟通能力；运用激发障碍学生自信心的方法；具有爱心和同情心……
5	应急处理	处理突发性运动损伤；解决教学中的意外事故；解决活动中的突发事件……

（五）大众健身机构对运动康复专业人才职业能力的需求分析

根据国务院印发的《全民健身计划（2016—2020 年）》和《“健康中国 2030”

规划纲要》等国家战略要求，大众健身将成为未来我国实现“健康中国”的重要途径，而运动康复专业人才在大众健身领域将发挥重要作用。大众健身机构包括健身俱乐部、健身房、健身会所等面向大众的以器械运动健身为主的健身机构。大众健身机构中的主要服务对象是热爱运动、关注健康的青年人群，同时也有中老年人和患有慢性疾病的患者等。根据大众健身机构的具体情况，运用 DACUM 方法对该领域所需运动康复专业人才的职业能力进行分析，确定其职业能力，如表 10-6 所示。

表 10-6　大众健身机构岗位能力

能力领域		单项技能
1	健康咨询指导	心理健康咨询；健身咨询与指导；健康宣传……
2	健身指导	运用人体机能测评法评定身体机能；进行健康评价；进行运动健身与营养指导……
3	运动康复保健	运用民族传统运动项目（太极拳、健身气功等）进行康复保健；运用现代体育项目（足球、篮球、排球、健身操、体育舞蹈等）进行康复保健；运用现代康复设备进行康复……
4	疾病防治	鉴别颈椎病、腰腿痛等常见职业病；提供运动养生、疾病防治和科学锻炼的咨询；运用民族传统体育预防疾病；运用现代体育预防疾病；制定健身训练计划……
5	急救处理	运用常见运动损伤急救方法（如急救包扎法、人工呼吸、骨折固定法、关节脱位的临时急救等）；处理一般运动性疾病（运动性贫血、运动性腹痛、运动中暑等）……
6	制定运动处方	运用健康体适能测试方法与评价标准进行机能评定；运用常见慢性疾病的运动疗法；开启一般健身运动处方；开启慢性病运动处方……

四、运动康复专业职业能力主体框架构建

为了体现运动康复专业发展的全面性，各院校可以结合各自的特点，选择专业发展方向，避免专业趋同现象。但是作为一个新兴本科专业，其生命力是否长远旺盛，必须有其关键性专业内核，只有确立了内核，专业发展才不会出现漂移，这一内核就是职业能力的主体框架。

通过上述分析，我们对运动康复专业的基本特征和社会对运动康复专业人才的不同需求有了总体认识。进一步运用职业分析方法，确定运动康复专业的

内核——职业能力主体框架，如图 10-1 所示。

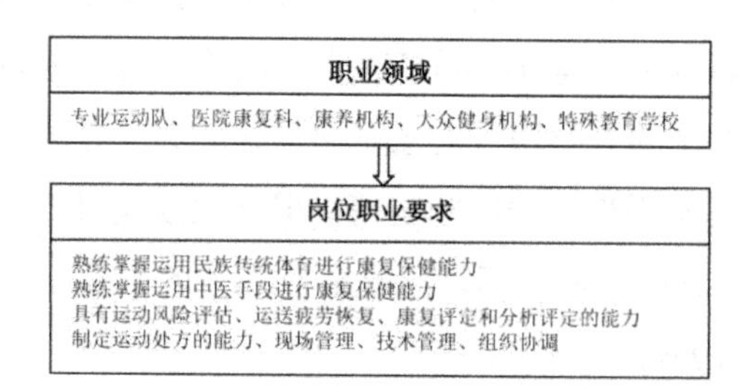

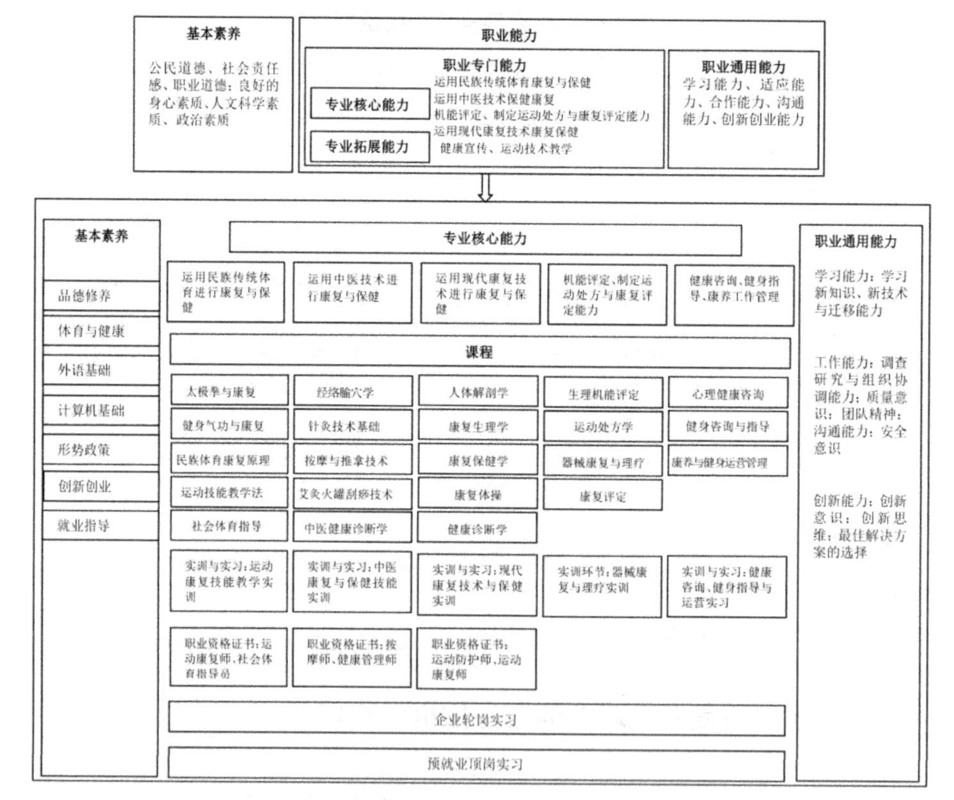

图 10-1　运动康复专业职业能力主体框架

第十一章 运动康复专业教学环境开发

第一节 课程体系构建

通过对运动康复专业不同就业岗位的职业能力图表中的每个单项能力进行分析，将相关相近的知识点、技能点进行汇集，形成了运动康复专业的课程体系。其中，公共通修课程按照国家和学校的统一要求安排。

一、培养目标

本专业培养具有良好职业道德、创新精神、爱岗敬业的思想品质，以运动人体科学、中医学、基础医学、临床医学基本知识为基础，系统掌握运动康复、物理治疗的基本技术、基本技能和基本方法，能够适应现代化发展需要，进行运动保健与营养指导、运动训练医务指导、健身健美指导，能够在医院、疗养院、养生馆等保健康复养生机构，从事运动损伤与退行性病变的治疗与预防、理疗与康复等工作，在健身俱乐部及会所从事科学健身、膳食营养咨询与指导工作，成为具有较强实践能力的高级保健、康复、养生应用型专门人才。

二、培养标准

1.思想道德标准

通过思想道德修养、法律基础及其他相关专业的课程学习，树立爱国主义、集体主义、社会主义思想，进一步增强社会主义法制观念，培养其具有独立获取知识的能力，以及良好的思想道德品质、职业道德和创新精神。

2.能力标准

（1）掌握中医学、运动医学、人体科学及体育学基本理论和基本知识，掌握人体机能测定和评价方法，掌握运动康复实用技能，具有从事运动康复指导、体育保健指导、运动养生保健咨询、体育与健康教育教学等能力。

（2）掌握从事运动康复专业基本知识与技能，达到专业培养要求，获得下列国家职业资格证书 2 种及以上：保健按摩师证书、营养师技能证书、理疗师证书、社会体育指导员证书及运动队队医资格证书或其他与本专业相关的职业资格证书。

（3）熟悉党和国家有关体育运动、保健事业及社会发展方针、政策和法规，了解本专业相关学科的发展动态。

（4）掌握文献检索、资料查询等基本的信息获取方法，具有一定的科学研究能力。

（5）练就强健体魄，养成健康的生活方式和良好的卫生习惯，成为保护健康、增强体质的表率，具有正确的审美观和一定的艺术鉴赏能力。

3.创新能力要求

通过融入课堂和课外活动之中的创新教育，使学生具备一定的创新意识、创新思维和创新精神。掌握获取知识、方法和经验的学习能力以及逻辑分析能力。能够综合运用所掌握的运动康复专业知识，通过分析解决实际问题，获得新颖、独创的技能的能力。

三、核心课程

中医学基础、人体解剖学、运动康复生理学、运动康复生物力学、祖国传统运动养生学、经络腧穴学、推拿学、针灸学、中医筋伤学、创伤急救学、中医骨伤学、康复医学、营养学、体育测量与评价、太极拳与保健、民族传统保健体育、游泳与水中康复、球类运动与保健、身体素质与体能训练、运动处方等。

四、主要实践性教学环节

实践性教学环节包括专业技能训练、职业能力整合训练、实训、实习和国防教育等。

五、主要专业实验

人体解剖学实验、运动康复生理学实验、推拿学实验、针灸学实验、创伤急救学实验、健康风险评估实验等。具体如表 11-1、表 11-2、表 11-3 所示。

表 11-1　运动康复专业必修课程设置表

课程类别	课程编号	课程名称	学分	学时			学期	考核方式	授课场所	开课单位
				共计	理论	实验（实践）				
专业基础课程	AL14137	中医学基础	3	48	48		1	卷试	教室	体育与健康学院
	AL14138	经络腧穴学	3	48	48		2			
	AL141391	人体解剖学 1	2.5	40	34	6	1		教室实验室	
	AL141392	人体解剖学 2	2.5	40	32	8	2			
	AL14140	运动康复生理学	4	64	54	10	3			
	AL14141	康复心理学	2.5	40	40		4		教室	
	AL14142	运动康复生物力学	3	48	48		4			
	小计		20.5	328	304	24				
专业核心课程	AL14198	推拿手法与治疗学	2.5	40	30	10	2	卷试	教室实验室	
	AL14144	针灸学	2.5	40	30	10	3			
	AL14205	中医伤科学	2	32	26	6	4			
	AL14147	康复医学	2	32	28	4	2			
	AL14148	预防医学	2	32	32		4		教室	
	AL14149	创伤急救学	1	16	10	6	5		教室实验室	
	AL14150	运动处方理论与实践	2	32	26	6	6			
	AL14151	体操与保健	2	32	32		3	考试	教室体育馆运动场	
	AL14152	篮球运动与保健	2	32	32		3			

（续表）

课程类别	课程编号	课程名称	学分	学时			学期	考核方式	授课场所	开课单位
				共计	理论	实验（实践）				
专业核心课程	AL14153	排球运动与保健	2	32	32		2	考试	教室 体育馆 运动场	体育与健康学院
	AL14154	足球运动与保健	2	32	32		3			
	AL14155	身体素质训练	2	32	32		6			
	AL141911	太极拳与保健1	1.5	24	24		1			
	AL141912	太极拳与保健2	2	32	32		2			
	AL141913	太极拳与保健3	1.5	24	24		3			
	AL14156	民族传统保健体育	2	32	32		4			
	AL14157	瑜伽与保健	2	32	32		3			
	AL141581	游泳与水中康复1	2	32	32		2			
	AL141582	游泳与水中康复2	2	32	32		4			
	小计		37	592	550	42				
总计			57.5	920	854	66				

表 11-2　运动康复专业专业选修课程设置表

课程类别		课程编号	课程名称	学分	学时			学期	考核方式	授课场所	建议周学时	开课单位
					共计	理论	实验（实践）					
限定选修	毕业所要求学分、学时			10	160							
	康复方向	AL14159	病理学	2	32	32		5	卷试	教室	2	体育与健康学院
		AL14160	理疗学	2	32	32		5			2	
		AL143470	运动康复治疗技术	2	32	32		5			2	
		AL14162	运动健身原理	1	16	16		6	考试		2	
		AL14163	康复体操	1	16	16		6			2	

（续表）

课程类别		课程编号	课程名称		学分	学时 共计	学时 理论	学时 实验（实践）	学期	考核方式	授课场所	建议周学时	开课单位
限定选修	康复方向	AL14164	医学诊断学		1	16	16		7	卷试	教室	2	体育与健康学院
		AL143480	康复评定学		1	16	16		7	考试		2	
		小计			10	160	160						
	营养保健方向	AL14167	运动营养学		2	32	32		5	卷试	教室	2	体育与健康学院
		AL14168	运动康复与健康学		2	32	32		5			2	
		AL14173	运动生物化学原理		2	32	32		5			2	
		AL14170	保健与养生气功		1	16	16		6	考试		2	
		AL14171	健身健美操		1	16	16		6			2	
		AL14169	传统养生学概论		1	16	16		7	卷试		2	
		AL14195	营养保健能力综合训练		1	16	16		7	考试		2	
		小计			10	160	160						
任意选修	毕业所要求学分、学时				8	128							
	不分方向	AL14175	舞蹈、健美操与保健	五选一	2	32	32		5	考试	教室	2	体育与健康学院
		AL14176	乒乓球运动与保健		2	32	32		5		教室体育馆	2	
		AL14177	羽毛球运动与保健		2	32	32		5			2	
		AL14181	网球运动与保健		2	32	32		5			2	
		AL14180	跆拳道运动与保健		2	32	32		5			2	
		AL14178	医学统计学	二选一	1	16	16		5	考查	教室	2	
		AL14179	SPSS统计软件		1	16	16		5			2	
		AL14182	慢性病体育疗法	四选二	2	32	32		6	考查	教室	2	
		AL143463	肌肉骨骼康复		2	32	32		6			2	

（续表）

课程类别		课程编号	课程名称		学分	学时 共计	学期 理论	考核方式 实验（实践）	授课场所	建议周学时	开课单位	课程类别	课程编号
任意选修	不分方向	AL14185	健身场所经营与管理	四选二	2	32	32		6	考查	教室	2	体育与健康学院
		AL143060	神经康复学		2	32	32		6			2	
		AL14187	新兴运动项目介绍	二选一	1	16	16		7	考查	教室	2	
		AL14188	运动员科学选材		1	16	16		7			2	
		小计			8	128	128						
选修课须修读学分、学时总计					18	288	288						

表 11-3　运动康复专业实践教学环节设置表

课程编号	课程名称	学分	周数/学时	学期	考核方式	上课地点	任课教师	实践内容简要说明	运行方式
BS990010	入学教育	0	2	1	考查	教室	校内	按学校入学教育实施方案进行	集中
BS990040	军事训练	2	2	1	考查	操场	校内	按学校军事训练实施方案进行	集中
BS150360	思想政治理论社会实践	2	32	1～4	调查报告	教室	校内	按思想政治理论教学部实施方案进行	分散
BS140270	创新创业实践	2.5		1～7	项目	教室	校内	1-7 学期进行，依据学校相关文件累计学分	分散
BS990060	大学生综合文化素质	1		1～7	考试	教室	校内	参加大学生综合文化素质考试及文化素质活动。	分散
BS14012-1	专业技能训练 1	2	2	2	考查	教室实验室	校内	中医学康复技能训练	分散
BS14012-2	专业技能训练 2	2	2	3				营养评定	

（续表）

课程编号	课程名称	学分	周数/学时	学期	考核方式	上课地点	任课教师	实践内容简要说明	运行方式
BS14012-3	专业技能训练 3	2	2	4	考查	教室实验室	校内	营养护理与运动损伤诊断	分散
BS14019-1	职业技能训练 1	2	2	4	考查	教室实验室	校内	职业能力及相关国家职业标准解读	分散
BS14019-2	职业技能训练 2	2	2	5	考查	教室实验室	校内	康复师及物理治疗师技能训练	
BS140370	医院或康复机构见习	2	2	5	考查	实习基地	校外	按照学校教育实习条例进行	集中
BS14011-1	科研技能训练 1	1	1	6	考查	教室	校内	文献检索与综述	分散
BS14019-3	职业技能训练 3	2	2	6	考查	教室实验室	校内	队医技能及运动营养师技能训练	分散
BS14011-2	科研技能训练 2	2	2	7	考查	教室	校内	科研选题、计划书撰写、实验设计、科技论文撰写	分散
BS140380	毕业实习	14	14	7	考查	实习单位	校外	按照学校教育实习条例进行，利用寒假进行校外实习	集中
BS14018	毕业论文	12	12	7-8	考查	教室	校内	按照学校毕业论文条例进行	集中
BS11014	毕业教育	0	1	8	考查	教室	校内	按照学校毕业教育实施方案进行	分散

第二节　专业实验、实训室和师资队伍建设

建设“三合一”实训基地。“三合一”实训基地是指融教学、实训、技术服务于一体的学习性实战型实训基地。

一、校内实训基地建设

经过几年的努力，按照专业人才培养目标，参照职业岗位标准，以职业活动过程为导向，针对校企合作的真实职业岗位，建成了中医诊疗实训室、疲劳恢复与保健按摩实训室、运动处方与体疗实训室、健康风险评估与运动康复实验中心、运动人体科学实验室等教学实验、实训体系，各部分功能如图 11-1 所示。

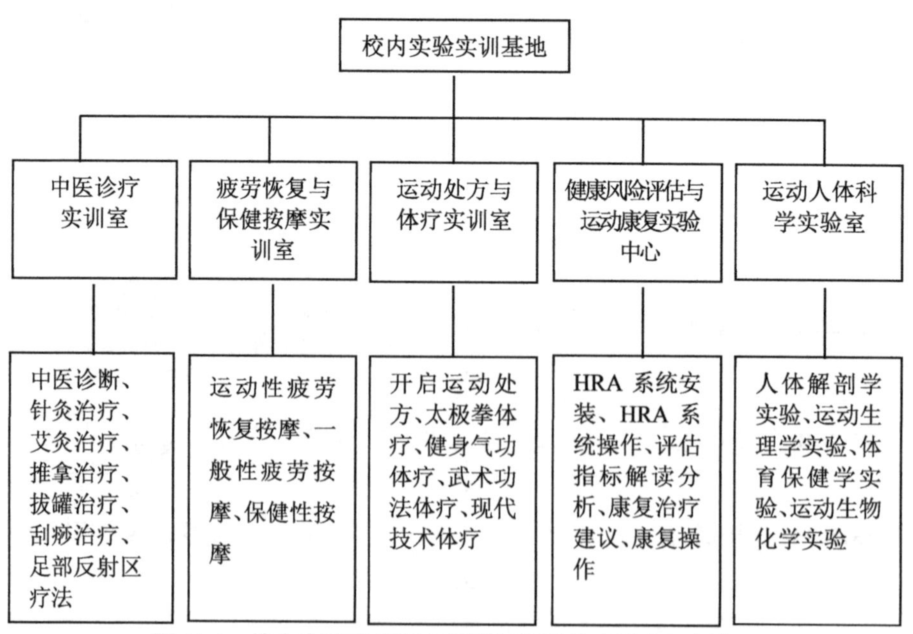

图 11-1　校内实验室实训室设置及提供的实验实训任务

其中两个实训室和一个实验室“学做合一”的综合教学环境，主要完成

中医诊断和常规中医治疗方法运用、疲劳恢复与保健按摩手法训练、开启运动处方与运用民族传统体育疗法进行体疗和运动人体科学各项基础实验操作等课程任务及相关实训任务。

健康风险评估与运动康复实验中心是与秦皇岛市惠斯安普医学系统股份有限公司合作创建的，主要面向学校师生和社会进行健康风险评估服务和学生的运动康复实训教学等；疲劳恢复与保健按摩实训室是与秦皇岛颐华太极养生中心合作创建的，主要面向学校师生进行按摩服务，并为校企深度合作外派学生进行专业技能培训。

二、校外顶岗实习基地建设

应用型高等教育是以能力为本位，以产学研为基本途径，培养建设、管理、生产、服务的应用型高级人才的教育类型。因此，应用型本科专业建设要在校企合作下开展。在开展校企合作时应遵循以下原则：

（1）组织健全。校企之间必须组建专业建设指导委员会，形成合作建设专业的协议文件，明确义务、责任和权力。在专业建设指导委员会的指导下，明确专业建设的指导思想、建设目标、建设任务等，形成专业建设方案。

（2）双方共赢。校企双赢是校企合作进行专业建设的前提。因此，学校在进行专业建设时，遴选合作企业是校企合作的关键。校企合作进行专业建设，需要从长远、战略的高度进行论证，并形成长期合作的机制。

（3）形式灵活。校企合作进行专业建设，可以采用“厂中校”“校中厂”“订单培养”“工作岛”，甚至校企一体等多种形式。校企合作进行专业建设成功的关键就在于形式上的灵活。

按照校企合作应遵循的原则，注重加强校外实训基地建设，与更多具有代表性的康复养生机构、国家和省级运动队、特殊教育学校、医院康复（科）中心联合，完善长效合作、保障机制。目前已经建立与专业培养目标相吻合、代表职业未来发展方向、具有典型性和相对稳定的校外顶岗实训基地 5 个，能够满足在校生的顶岗实习。

三、专业教师队伍建设

为全面加强双师素质结构的专兼职教师队伍建设，提升教师的专业技能和师德规范，优化师资队伍结构比例，使双师型教师占专业教师比例达到 90%，专兼职教师比例不断扩大，学校实施了本研究提出的专业人才培养方案，先后引进了中医学和民族传统体育学的 6 名博士、硕士研究生，并外派 7 名专业教师到企业进行实践锻炼。

建立校企合一的企业导师、专业导师和职业导师“三导师”制，院系日常管理、企业工作管理和学生自主管理三方管理制度，以及院系评价、企业评价、学生自我评价三元评价制度，构建一套完整的顶岗实习运行管理体系。

第十二章 教学实施管理与评价改进

第一节 教学实施管理

一、入学教育

入学教育是教学实施的第一步，是十分重要的。为了让新生了解学校、了解专业，确立明确的学习目标，在入学教育中，要对学生进行人生理想教育，专业特点、专业思想教育和法纪法规教育等。入学教育中，要向学生介绍能力本位教育的基本体系和特点、专业培养方案，发放专业职业能力图表，参观校内设施设备和附近的实习、实训基地，以便使新生对将来的学习有一个框架性认识。

二、能力本位教学实施

（一）实施教学

为了保证能力本位教育培养方案的有效落实，遵循职业能力形成的规律，我们通过“三条线”实施教学。

理论知识学习线。这条线一般沿着课程体系、课程大纲（课程标准）、教材与习题集、授课计划与教案等途径实施。其主要任务是使学生掌握“必须、够用”的理论知识，为学生基本素质和综合职业能力的培养做准备。这条线上的教学活动，要遵循知识学习的三阶段规律和心智技能形成的规律。

技能态度培养线。这条线的主要内容是职业能力图表、课程大纲（课程标准）、教材与实习实训指导书、授课计划与教案等。此条线的任务是使学生在系统掌握各项专业技能的同时，要形成良好的职业态度和职业道德，为综合职业能力形成做准备。其教学活动要遵循操作技能和态度形成的基本规律。

知识、技能、态度整合线。这条线的任务是完成学生基本素质和综合职业能力的培养。主要通过综合作业、模拟训练、实践等教学活动实现，实施此条线时，要注意运用知识、技能与态度迁移、转化和整合的规律。

（二）实施中应注意的问题

为了真正实现培养学生职业能力的目标，教学实施过程中应注意以下几个方面：

1.引导学生自学，培养自学能力

由于我国传统教学受应试教育的影响较深，学生们习惯了“填鸭式”的“满堂灌”教学，多数学生基本不具备自学能力，因此要使学生尽快进入角色，适应能力本位教学体系，教师必须注意培养学生的自学、自练能力。我们通过以下方式来培养学生的自学能力：在上课前组织学生观看不同技能的教学视频资料，使他们对其有一定感性认识，引导学生利用业余时间对不同技能进行自学，以培养学生的自学能力。具体做法是：

（1）上课前，让学生利用课余时间，把有关第一次课教师规定的教学内容，按技能学习指导书上所述学习途径，阅读课本和有关资料，并观看有关的教学视频资料。

（2）上课时，让每个学生按自己所学的先做一遍。做完后教师对每个学生的技术进行点评，并指出在看视频和资料时应注意看什么、在练习时应注意体会什么，等等。

（3）教师进行示范，并讲解动作要领和完成动作的关键。此时要求学生认真观察，并注意观察教师是怎么教的（即教法过程）。

（4）让学生们分组练习技术。只要求学生的动作标准基本正确，其他的不过多要求，避免学生顾此失彼。

（5）随着学生对技术动作掌握的熟练程度越来越高，让学生开始注意别人练习时出现的错误动作，并能给予纠正；有些技能还要注意对别人进行保护与帮助方法的练习。

2.逐渐放开、提倡个性化学习

经过教师引导，学生逐渐适应能力本位教学体系，并具备一定的自学能力后，教师要进一步指导学生进入个性化自控式的学习方式。

（1）教师帮助学生制定学习计划。学习计划是学生根据自己的入学水平测试情况，在指导教师的帮助下，根据学习进展计划和职业能力图表制定的。其目的是使个性化学习有条不紊地进行。一般情况下，可以每 1～2 周制定一份；由于每学期同时开设几个课程模块，因此最好是不同课程模块单独制订学习计划。

（2）随着学生自学能力的提高，教师上课的主要任务是把这些进行个性化学习的学生组织起来，使他们“散而不乱”，并发挥教师“引导”和“辅导”的作用，从而体现“教师为主导的”教学原则。

在教学组织过程中，教师要让那些自学能力强、学习进度快的学生根据自己的学习计划，以技能学习指导书为依据进行自学自练，教师进行辅导。辅导方式有两种：一是在巡回过程中发现学生的错误并及时纠正，同时要讲清道理；二是学生在学习中出现问题向教师请教时，及时给予解答。

对于进展较慢、自学能力较差的学生，除教师要把主要精力放在这部分同学身上，帮他们提高自学能力以外，还要安排学习进展快的学生分别负责能力差、进展慢的学生，帮助他们学习，以求共同提高。在组织形式上，可采用集中练习和分组练习相结合的方式。

3.培养学生“教”的能力

运动康复专业的培养目标中还有康复技术（如太极拳、健身气功等）教学能力，因此必须重视培养学生的教学能力。

在教学方式上我们采用“角色扮演法”“分组试教法”。在每次课都用一定的时间，安排学生分组进行轮流“试教”“试讲”。一般规定 3 个动作，让学生在小组内进行“教学实践”；并提出要求：要能准确示范，会讲动作要领，能发现并纠正错误动作，能合理组织练习。另外，我们还给学生提供各种实践机会，如利用推广普及太极拳、组织健身气功竞赛、成立能力本位教育社会活动实践小组等机会，安排运动康复专业学生到各个班级和学校进行教学实践和技术辅导，教师分组进行指导。通过这些活动，学生们的教学能力显著提高，同时锻炼了组织能力、交往能力和应变能力。

4.相关技能的培养

相关技能是指从事职业活动所需的各种行为能力。包括：人际交往、公共关系、职业道德、语言表达、应变、心理承受力等。这些能力的培养主要放在平时的养成教育中：（1）教师传授这些技能涉及的知识；（2）教师以身作则、为人师表的潜移默化的身教；（3）技能的考核，这类技能的考核重在平时的规范和要求。

5.理论教学的组织

能力本位教学体系，对理论知识的要求是“必须、够用”为度，而这些“必须、够用”的理论知识是通过“技能分析”得出来的。这就使得这些“必须、够用”的理论知识打破了原来的知识体系。教学中，教师既要使学生听得投入、用得上这些知识，又要考虑到知识之间的连贯与衔接（因为有些知识如果跳跃太大，确实不易理解和掌握），因此给教学带来一定困难。通过教学实践，我们从以下几个方面入手进行改革，较好地解决了这些问题。

（1）根据“技能分析”提供的理论知识，选定主干教材，调整教材结构

通过“技能分析”得出了“必须、够用”的知识后，教师要把属于同一学科的知识整理、归纳，并按“技能学习进程计划”中技能排列的先后顺序，对这些知识重新排列、组合，形成以应用为主线的新的知识体系，并选定主干教材（知识含量大，学生人手一册的教材）。由于当前教材改革跟不上教育实践的需要，因此选择一本理想的主干教材是不容易的。我们在选定主干教材时，要求这本教材起码应包括这些应用知识的60%以上，其余的主干教材中未包括的理论知识，以学习资源的形式放入信息资源室，供学生和教师参考。由于主干教材仍是旧体系，因此教师在教学时，必须按技能学习的要求重新调整教材结构。调整的原则如下：

①根据该学科的原体系的顺序排列，不能前后倒置这些知识。

②对于跨越较大的两块知识的组织，以这两块知识为中心向外延伸，以能理解中心知识为限。

经过这种调整、重组后，教学效果明显改善，学生们感到所学的知识都是

有用的知识，都是能理解实际问题的知识，因而大大提高了学生学习的积极性。

（2）找准理论与实践的契合点

传统的教学中，教师很少关心理论知识在实践中是如何应用的，多数教师是从理论到理论的讲授，如何应用只是学生自己的事。因此一般情况下，传统式的理论教学是“只要讲懂就行”。在能力本位教学体系中，要求教师必须弄懂理论知识在实践中如何应用，从而才能更好地有针对性地指导学生的技能学习。为了做到这一点，教师必须查阅大量的资料，向有丰富实践经验的同事学习请教，并且要自己亲自做一做，通过学习、请教以及亲身体验感受才能真正找到理论与实践的契合点，才能弄清楚理论在实践中应用时，应注意什么问题等，通过这种方式的备课，教师再去指导学生的技能学习，就会感到游刃有余。所以能力本位人才培养模式要求教师真正成为行家里手，才有资格指导学生的技能学习。

（3）理论学习与实际应用同步

能力本位教学体系中，绝不允许理论的学习与实际应用互相脱节，因此，我们针对这一要求成立了各种实践训练小组，如：社会实践活动小组、业余训练小组等。同时采用了两种教学方式：一种方式是教师首先根据一组技能讲解一块理论及其应用注意事项，然后让学生进行实际应用训练，训练中教师进行辅导，然后再让学生们交流对理论的理解及应用的体会和感受，并总结提示；另一种是学生针对某一技能（这些技能所需理论略简单些）先分组进行练习，练习过程中出现问题后，教师进行讲解，最后对不同组出现的不同问题进行总结，再讲出正确的理论及应用注意事项，从而加深学生对理论知识的理解。

如在“中医按摩技能”的学习中，我们成立了业余中医按摩训练小组，由学生按教师所讲中医按摩理论自己制定计划，经教师审核后，到按摩室付诸实施，通过实践印证理论，调整计划。这种理论学习与实际应用同步的教学方式，能真正使学生学以致用。两种教学方式均取得了较好的学习效果。

（4）运用课堂讨论教学法

讨论是教师对某些重要的、有一定深度和难度的、需要学生进一步理解和掌握的内容技能，拟定讨论议题，让学生事先准备，上课时在教师的启发诱导下，学生充分发言、各抒己见、相互交流、取长补短的教学方法。我们针对两种情况运用此教学方法，效果较好：一是对某技能所应用的理论的理解有分歧时，通过学生们的广泛讨论，各抒己见，然后教师进行教学归纳总结，取得一致意见；二是教师给出一些在实际工作或生活中出现的现象（一般为相关技能），而对这些现象的认识模糊或有分歧，让学生进行讨论。通过讨论揭示出现象中存在的科学原理，并总结上升到理论高度。如在“亚健康调理”这一技能的教学时，教师首先给出人类“亚健康”的表现，并就以下问题进行讨论：亚健康是怎样形成的？对人类有什么危害？太极拳和中医在调理亚健康方面有哪些优势？通过讨论，可以使学生对“亚健康”以及太极拳和中医在调理亚健康方面的作用有较为深刻的理解。运用讨论教学法时应注意以下问题：

①教师一定要有针对性地选择好讨论的题目，使学生的讨论有的放矢。

②讨论中教师要注意因势利导，引导学生抓住中心，防止放任自流，偏离讨论方向。

③教师要归纳总结并分析，学生讨论中出现的正确的或错误的观点，使学生搞明白为什么某个论点是错误的，错在哪里；为什么某个论点是正确的，对在哪里。从而使学生对理论加深认识，并培养学生对各种现象能正确、深入、全面地分析的习惯。

（5）加大案例教学的力度

案例教学，是将实际工作中出现的一些情况或遇到的一些问题，进行加工整理形成案例，并运用于教学过程中。它具有典型、具体、实际的特点。在培养学生分析问题和解决问题的能力中能更具体深刻地使学生了解理论知识的科学意义、社会意义和人类学意义，在使学生积极参与教学、培养学生良好的学习能力等方面具有显著效果。

在能力本位教学模式中，由于是以技能的方式进行教学，因此在进行案例教学时，可能是几个技能或一组技能归纳到一个案例中。因此在能力本位教学体系中运用案例教学时，应注意以下几个问题：

①针对技能选择案例。案例所涉及的知识，应是学生已经学过的技能或将要学习的技能所需要的知识；通过案例分析，使学生进一步加深对这些知识的理解，并通过课下的技能练习，来印证案例分析中所讲的知识。

②教学形式多样化。案例教学中一般采用以下三种形式：学生讨论，教师

归纳；教师讲解分析，引导学生思维；师生同台的专题讨论。

组织案例教学，必须按技能需要，有计划、有步骤地进行教学。另外还必须注意学生的反映与态度，使学生能够密切配合、稳扎稳打、有的放矢，否则就不能真正发挥案例教学的效果。

第二节 考核的实施

一、能力本位考核概述

考核是对学生所学知识、技能运用能力的评价。分单项技能考核、理论知识考核、综合能力考核、英语四级考试、计算机二级考试、普通话等级考试、按摩师等级考试、康复师等级考试等。

能力本位教学体系中，考核不是对学生掌握知识量的测试，而是对学生实际能力的评定。其考核内容均是从现场需求和实际工作能力出发而设计的，其内容和标准是公开的。考核方式广泛采用口试、笔试、现场操作、演示等手段。

为了考核学生对所学知识、技能的运用能力，避免死记硬背，教师要灵活运用各种考试手段，让学生多进行现场操作并回答教师提出的各种问题。这样不但可以杜绝考试时学生和老师搞心理战，平时不认真学习考前开夜车、考试作弊等现象，而且可以培养学生的应变能力、逻辑思维能力和口头表达能力。

能力本位教学体系中，对技能的考核采用等级制记分，即 1、2、3、4（A、B、C）六个等级，体现了对能力评定的合理性。另外，由于学生可根据技能学习指导书的“成绩评定内容”进行自我评估，因此，可以使反馈更加及时。

总之，能力本位教学体系中的考试是经常的，随时随地都可以进行，属全程考试，考试的标准是具体的、明确的、公开的，即：实际工作要用的，就是学生要学的，学生要学的就是考试要考的。

二、考核过程

具体考试过程如下：

第一，入学水平测试。入学水平测试有两个目的：一是全面了解新生基本情况；二是经过测试，已经合格的技能可以免修，不再重新学习，以避免浪费时间。

第二，学生自我评估。学生经过一段时间的学习和练习后已掌握了一些技能。此时，学生可以按照技能学习指导书上的“成绩评定内容”来预先评估自己掌握技能的情况。若认为自己已达到要求，则可以向教师申请正式进行考试。

第三，教师正式对学生进行考核。学生提出考试申请后，教师对学生进行正式考试。以考核“中医按摩”技能为例：

（1）先做示范。将指导书中所列几种按摩手法做一遍演示，要求动作准确。

（2）逐个讲解每个手法的要领和这些手法的关键点，叙述要精练。

（3）每个动作易出现哪些错误，如何纠正。找几名学生当场做这些动作，或放《教学示错片》，让被试者从中找出错误并给予纠正。

（4）每种手法的主要作用以及操作时的注意事项。

（5）回答教师提出的其他相关问题。

第四，理论知识的考核。能力本位教学体系中，一般理论知识的考试融入技能考试之中，主要考核学生对理论知识的实际运用能力。因此在考核方式中，我们采用了多种方式：

（1）共性的东西进行笔试。如属于原则、规律性基础知识，以及对知识的记忆率的考核，采用笔试效果好。

（2）需测定学生的知识深度及学生应变技能时用口试。口试往往可以根据每个被测学生的情况，随机提出考核的问题，当教师认为学生的回答不足以判明其掌握知识的程度与综合运用能力时，可补充提问。因此这种方式针对性强，并能顾及个别差异，且真实性高。

（3）要考查学生对知识的实际运用能力时用现场操作考试。考试时，让被试学生完成某技能的练习，针对练习的情况，教师再提出一些相关理论知识方面的问题进行考核。

通过多种形式的考试，真实地检查了学生掌握知识和运用知识的情况，特别是口试和现场考试，学生感到难度大，但在锻炼能力和展示自己真实水平方面效果显著。

三、考核系统

由于能力本位教育中的考核较为复杂，因此构建能力本位教育考核系统对考核的顺利实施是非常必要的。考核系统图如图 12-1 所示。

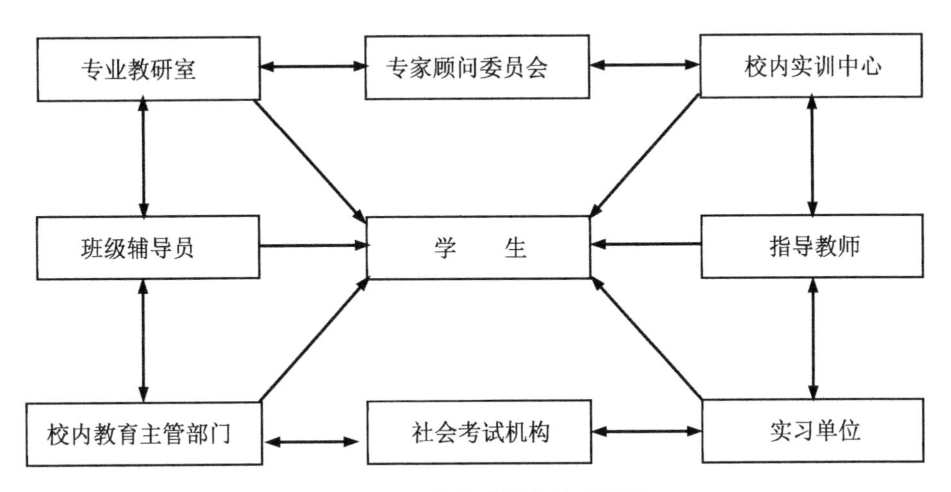

图 12-1　学生成绩考核系统图

四、毕业与肄业

毕业或肄业须核定以下内容：

（1）所在院系的操行评语。

（2）各门课程、综合作业、毕业实习、毕业设计（论文）等的成绩。

（3）完成职业能力图表中规定的技能的数量。

（4）达标课程达标情况和获得资格证书情况。

上述四项合格则颁发毕业证书，若不合格则颁发肄业证书或重修。

第三节　教学评价与改进

随着毕业生的离校，我们需要按照能力本位教育模式对各个环节进行评价，以便改进教学，提高教学质量。

一、市场定位的评价与市场再定位

根据市场定位评价指标“专业志愿填报率”“毕业生就业率”以及“毕业生就业对口率”来衡量，本专业的生源市场和毕业生就业市场都十分有潜力。特别是随着人们对体育和运动康复的认识越来越深入，以及对体医融合和运动康复的重视，这种趋势将更加明显。

二、培养目标的评价与调整

根据反馈信息对职业能力图表进行修订和完善。首先，对某些描述不准确、不规范的单项技能进行修订；其次，对一些考核标准过高的技能，重新核定考核标准；第三，针对专业特点，加强职业道德的培养；第四，加强体医融合能力的培养；第五，加强外语听、说训练，提高听说能力。

三、对教学的评价与改进

通过调查问卷、座谈等方式，收集教师和学生对教学环境、教学过程和教师自身的改进意见。主要存在以下问题：

（1）学习资源室的资源不够充足，须加大投入力度。

（2）须加大多媒体教学手段的运用，以及能力本位教育多媒体教学课件的研制，进一步提高理论教学和技能教学的信息量以及学生学习的趣味性和积极性。

（3）进一步完善能力本位教材体系，完善综合作业、模拟练习、实训系统。

（4）应加大成绩考核的研究力度，保证对学生的考核能够准确反映专业培养目标。

（5）教师队伍建设上，需进一步加强实践锻炼，提高教师理论与实际相结合的能力，真正实现“双师型”队伍的建设。

（6）对民族传统体育、中医学、运动人体科学等的认知规律和科学学习方法需要进一步深入研究。

四、教学管理的评价与改进

主要包括调整《教学进展计划》、完善《教学管理制度》、加强教学过程中检查与监督措施、完善考试管理制度、完善成绩管理制度等。

参 考 文 献

[1] 陈庆合，侯金柱，李忠. 论能力本位教育与职业能力的形成[J]. 职教论坛，2003（16）：1-4.

[2] 邓泽民，赵丽娜. 职业教育专业建设[M]. 北京：中国铁道出版社，2015.

[3] 邓泽民. CBE 理论与在中国职教中的实践[M]. 北京：煤炭工业出版社，1994.

[4] 陈庆合，于淑娟. 论能力本位教学体系的支持系统[J]. 职教论坛，2003(6)：12-15.

[5] 陈庆合. 能力本位体育人才培养的理论与实践[M]. 吉林：吉林科学技术出版社，2004.

[6] 王海军，陈庆合，李曙刚，等. 我国运动康复专业人才培养与职业能力框架分析[J]. 河北科技师范学院学报（社科版），2018（17）：107-112.

[7] 陈庆合. 能力本位教育的四大理论支柱[J]. 职教论坛，2004（36）：16-19.

[8] 陈庆合，李海玉，陈巍. 论应用型本科教育的办学特色及其实现[J]. 中国职业技术教育，2016（4）：33-37.

[9] 陈庆合，宋绍富，陶文辉. 论应用型本科教育的供给侧结构性改革[J]. 职教论坛，2016（30）：16-20.

[10] 陈庆合，王海军，许朋展. 论本科转型与能力本位教育[J]. 职教论坛，2017（33）：13-17.

[11] 邓泽民，陈庆合. 职业教育课程设计[M]. 北京：中国铁道出版社，2011.

[12] 邓泽民，刘秀丽. 职业教育行动教学[M]. 北京：中国铁道出版社，2015.

[13] 邓泽民，张国祥. 职业教育教学设计[M]. 北京：中国铁道出版社，2013.

[14] 邓泽民，韩国春. 职业教育实训设计[M]. 北京：中国铁道出版社，2008.

[15] 邓泽民，侯金柱. 职业教育教材设计[M]. 北京：中国铁道出版社，2006.